헬스 핏블리 스트렝스 전략집

 **유튜브 댓글로 보는
핏블리 웨이트 트레이닝의 힘**

김승*   자세나 가동 범위를 과학적인 접근으로 이해시켜주셔서 스쿼트 할 때마다 기억나서 큰 도움이 됩니다! 감사해요

suji O*   역시 핏블리님 영상을 보고 또 보고 여러번 볼수록 배워가는 게 계속 생기네요.. 감사합니다. 데드리프트 무게 양쪽 15키로씩…30kg에 바 무게까지 합치면 제법 나갈 텐데 계속 핏블리님 영상 생각하며 했더니 아픈 허리도 안 아파졌어요..감사합니다

짱*   처음엔 바벨로우가 제일 힘든 거 같았는데 나중엔 벤치 프레스가 제일 어렵게 느껴지네요. 근데 이 영상이 너무 완벽해서 이젠 할만할 것도 같아요!!

쿠*   이거 완전 좋네요^^ 스쿼트는 여자도 하지만 남자인 저도 요즘 하고 있어요. 이 운동을 하게 된 이유가 하체 근육이 너무 부실해서인데요. 키가 크다 보니까 앉을 때 무릎이 계속 안 좋더라구요.. 그게 일자로 좁게 해서 그런 거였군요. 정말 감사드립니다^^

장아*   일 년 가까이 여러 운동 유튜버 분들 영상 보며 운동하던 중 최근에 핏블리님 알게 됐는데 제일 짱이신거 같아요. 왜 이제야 핏블리님을 알게 되었는지ㅠㅠ 이렇게 자세하고 정확하게 설명해 주시는 분 없어요. 피티 받는 느낌이네요. 한국에서 피티 받다가 지금 몇 년째 해외 생활 중이라 긴장감 잃고 운동도 대충대충 하다 말다 하면서 지냈는데 영상들 열공하며 다시 열운의 의지를 다지게 됐습니다.

청파* 벤치 프레스 이제 시작한 헬린이입니다. 부상이 심한 운동이라고 겁먹고 벤치 프레스 말고 기구로만 하고 있었는데 영상 설명 보고 용기가 생겼습니다 감사합니다 :)

ZZOB_* 저도 중량스쿼트 하기 전에는 다리 더 굵어진다는 꺼려졌는데 무게치다 보니 근육도 더 이쁘게 잡히고 힙쪽까지 자극 잘 오는 게 너무 좋더라구요. 그러다 보니 이제 70kg은 5개는 거뜬히 합니다.

Dada Peac* 슨생님..진짜 그저 빛 입니다ㅠㅠ 저번에 키 큰 여자 편 보고 제대로 해보려고 했어도 잘 안됐는데 (160보다는 크지만) 오..이번 영상 보고 정확히 문제점 찾아서 자세 고쳐서 몇 번 해보니까 진짜 광배에 힘이 엄청 들어오네요.. 잘못하고 있었다니 ㅠㅠ자극점이 찾는 것과 똑바른 자세 찾기가 매우 어렵긴 하네요. 갈길이 먼 헬린인가봐요. 오늘도 좋은 운동 정보 알려주셔서 감사합니다.

Brib* 백문불여일견!! 가슴결 보면서 알려주시니 한 번에 이해했네요!

홍진* 하체 운동할 때 꼭 하는 운동인데 핏블리님 덕분에 이 영상 보면서 자세 잡는 걸 고쳐봐야겠어요~ 오늘도 유익한 영상 잘 보고 숙지하고 갑니당ㅎㅎㅎㅎ

D* 역시.....땅데드가 근본이긴 한데 저렇게 하면 부상의 위험도 줄고 안전하기도 하고 너무 좋은 방법이네요.

Silve*　확실히 도움 되네요. 벤치 프레스할때도 어깨 자극이 많이 되었었는데..
자세 교정 도움 될 것 같습니다.

콜*　아 최고의 설명입니다ㅠㅠ한 달 정도 운동 쉬다가 다시 하다 보니
자세를 까먹어서 종종 골반에 무리가 가는 현상이 생겼었는데,
이 영상 보고 따라 하니 진짜 좋아졌어요~ 더 이상 아프지도 않고
허벅지에 자극이 더 와서 너무 행복합니다! 꿀팁 고마워요!

훈*　핏블형! 최고야 짜릿해 늘 새로워~ 요새 데드리프트 할 때마다 허리
아파서 왜 그러지 했는데 형 영상 보고 도움 많이 됐어ㅎㅎ 왜 이제
나타난 거야.. 구독 꾹, 좋아요 오백만 개 꾸욱 하고 갈게 형!!

PROLOGUE
운동은 열심히 하는 게 아니라
체계적으로 하는 겁니다.

Hey what's up guys~! 안녕하세요 핏블리 문석기입니다. 벌써 다섯 번째 책으로 인사를 드리네요. 이번 책은 많은 분들이 요청 주셨던 운동 순서와 무게, 횟수, 휴식시간 등 운동 프로그램 설계법을 담았습니다. 제가 늘 강조 드리는 포인트 "운동은 열심히 하는 게 아니라 체계적으로 하는 것" 이 말처럼 개개인에 맞는 운동 프로그램을 만드는 게 중요해요. 운동을 열심히 하는 건 누구나 할 수 있지만 체계적으로 하는 건 공부가 필요합니다.

  세계적으로 유능하고 똑똑한 연구자 들이 수많은 연구와 실험으로 근육이 가장 효율적으로 성장하는 방법을 세상에 공개했는데 우리가 그러한 방법을 무시한 채 열심히만 한다면 몸의 변화는 더딜 수밖에 없어요.

운동에 정답은 없지만 효율적인 방법은 분명히 있습니다. 누군가는 운동하는 이유가 근지구력이 목적일 수 있고 누군가는 근비대가 목적일 수 있어요. 이런 개개인의 목적에 따라 운동 프로그램도 달라야 합니다. 심지어 다이어트가 목적인 사람도 운동프로그램이 필요한데, 항상 똑같은 운동 루틴으로 운동한다면 인체는 금방 적응하게 되고 정체기가 올 수밖에 없습니다. 이렇게 운동 프로그램이 중요하지만 초보자가 자신에게 맞는 프로그램을 설계하기란 현실적으로 어려워요.

본문에서는 기초적인 테크닉과 웨이트 트레이닝의 기초이자 가장 중요한 3대 운동 스쿼트, 벤치프레스, 데드리프트와 숄더 프레스에 대해 자세히 설명해 두었어요. 책 내용을 잘 따라가다 보면 여러분이 스스로에 맞는 운동 프로그램을 설계할 수 있도록 표도 제작해 놨습니다. 분명 계획 없이 운동하는 것과, 나의 운동 목표에 맞는 운동 루틴을 설계하고 프로그램을 진행한다면 여러분은 더욱더 **빠르게** 성장할 수 있을 거에요.

특히 이 책은 핏블리와 WTPA 협회 김성용 트레이너 선생님과 함께 집필한 책이에요. 한국에 몇 없는 마스터 트레이너인 김성용 선생님의 전문성이 더해진 만큼 여러분에게 큰 도움이 되는 실전서 일 거라 생각합니다.

앞으로 핏블리가 누구나 이해할 수 있는 친절한 이론서와 실전서를 각 분야의 전문가분들과 함께 집필해 보겠습니다. 늘 핏블리와 함께해 주시는 100만 구독자님(선배님)께 다시 한번 감사의 말씀을 전합니다.

고구마 쪄 먹기 좋은 2022년 4월,

핏블리 문석기

목차

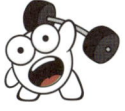

1장. 적어도 이건 알고하자! ···· 15
테크닉 | 운동강도와 횟수 | 휴식 | 다양성

2장. 왜 바벨운동인가? ···· 29
복합관절운동 | 양측성운동 | 스트렝스

3장. 준비운동 프로그램 ···· 41
웜업 | 다이나믹 스트레치 | 신경 활성화

4장. 스쿼트 (SQUAT) ···· 45

5장. 벤치 프레스 (BENCH PRESS) ···· 63

6장. 데드리프트 (DEADLIFT) ···· 81

7장. 숄더 프레스 (SHOULDER PRESS) ···· 99

8장. 운동 프로그램 ···· 113

9장. 자주하는질문 ···· 145

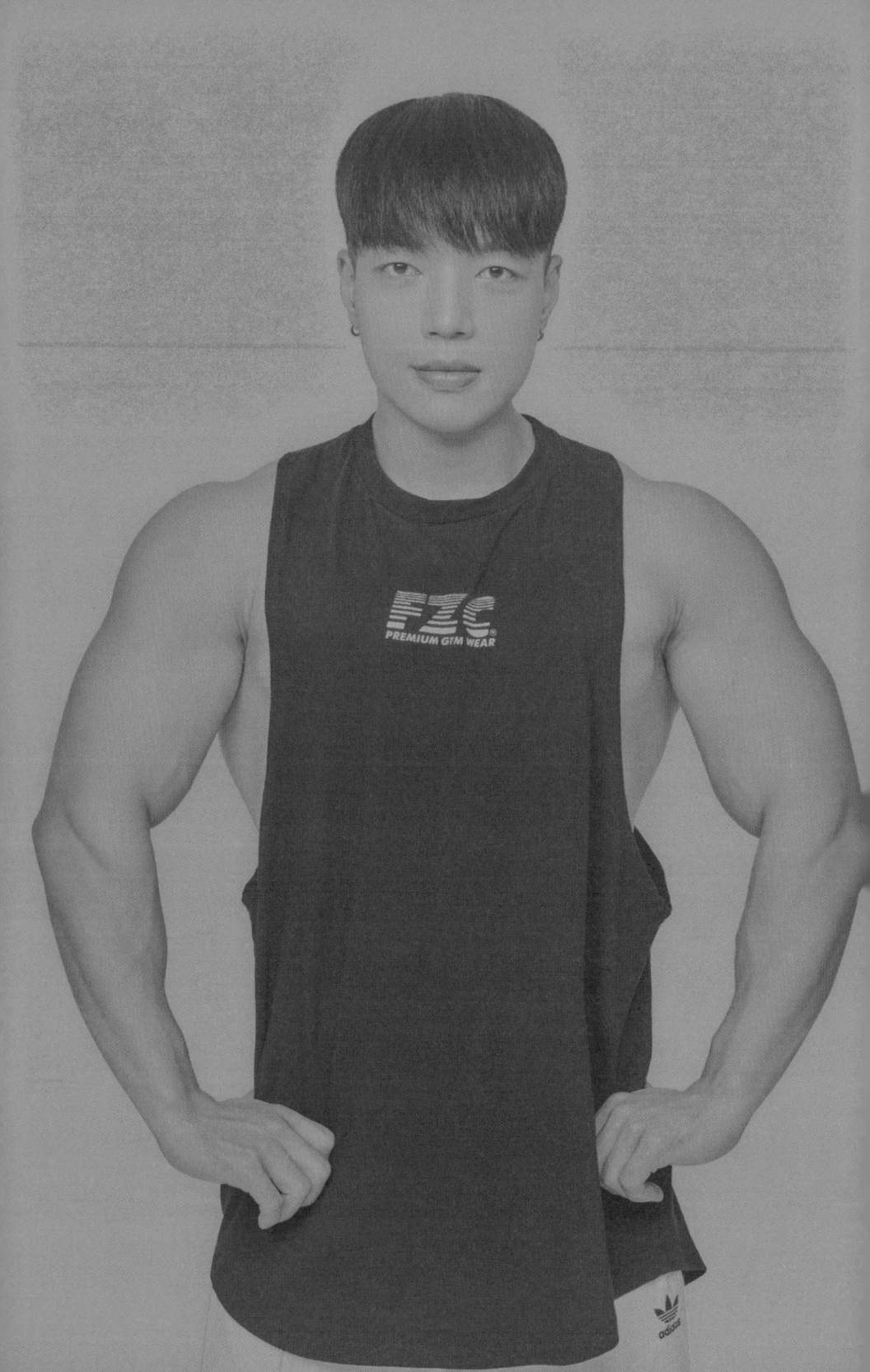

1장

적어도 이건 알고 시작하자!

테크닉 | 운동강도와 횟수 | 휴식 | 다양성

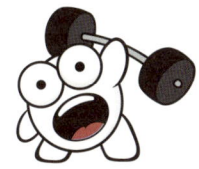

1. 운동 테크닉
운동 기술을 정확히 습득하는 데 집중하세요.

운동은 양보다 질이 우선입니다. 여러분들의 운동 경력이 3개월 미만이라면 정확한 운동 자세를 익히는 것에 주안점을 두어야 합니다. 다른 사람들에 비해 무게가 늘지 않는 것 같다고 조급해하지 마세요.

바벨이라는 외부저항이 몸에 가해지면 그것을 이겨내기 위해 평소보다 더 많은 근력이 필요합니다. 또 평소보다 더 정확한 자세가 요구됩니다.

평상시에는 허리를 둥글게 하고 앉아 있어도 바로 다치지 않지만 100kg의 바벨을 어깨에 짊어매고 스쿼트를 할 때 그렇게 하다가는 순식간에 다칠 수도 있습니다.

이것 말고도 바벨 운동 시 필요한 테크닉은 더 많습니다. 예를 들자면 스쿼트 시 고관절을 제대로 외회전 시키지 못한 채로 주저 앉아서 고관절 충돌 증상이 나타날 수 있습니다. 데드리프트 시 척추의 중립 상태를 유지하지 못하고 등 하부를 단단하게 고정하지 못하면 허리에 부상을 당할 수 있습니다. 벤치 프레스 시 상완골을 외회전 하지 못하면 어깨 충돌을 일으킬 수 있습니다.

운동을 제대로 하고 나면 근육에 미세 손상이 가해지고 그것이 회복되는 과정에서 몸은 더 튼튼해집니다. 그런데 운동 자세를 제대로 익히지 못한 상태에서 운동을 하다 보면 관절이나 인대와 같은 결합조직에 손상이 가해집니다. 건강하려고 하는 운동인데 다치면 안 되잖아요.

몸이 운동에 적응하고 익숙해지는 데 적어도 3개월은 걸립니다. 그전까지는 무게 욕심은 내지 마시고 운동 기술을 정확히 습득하는 데 집중하세요.

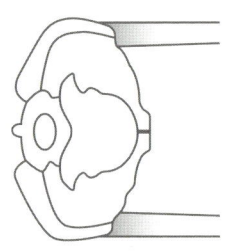 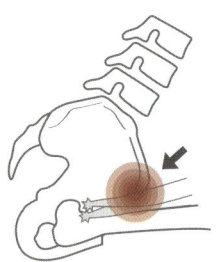

<스쿼트 시 좁은 스탠스로 인한 고관절 충돌>

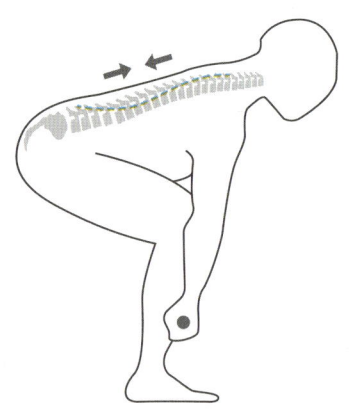 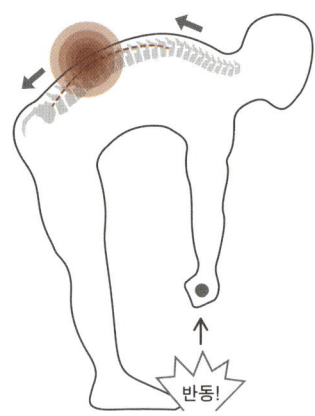

<데드리프트 시 척추 중립 실패로 인한 허리말림>

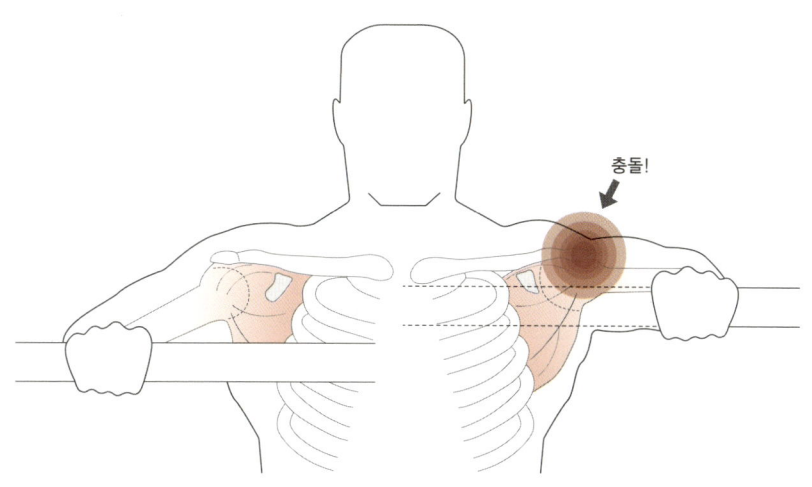

<벤치프레스 시 과도한 어깨 외전으로 인한 어깨 충돌>

2. 운동강도와 반복횟수, 운동량
개인의 운동 목표를 설정하세요.

운동강도와 반복 횟수, 그리고 세트는 근력운동 프로그램을 설계할 때 고려해야 할 가장 중요한 핵심 변수입니다. 강도는 저항의 부하를 의미하고 반복은 주어진 시간에 수행되는 운동의 횟수를 의미합니다. 일반적으로 초급자들은 1RM의 50~70%의 강도에 12~20회 반복 횟수가 적당합니다. 중급자들은 1RM의 75~85%의 강도에 6~12회 반복 횟수가 적당합니다. 상급자들은 1RM의 85~100%의 강도에 1~5회 반복 횟수, 혹은 1RM의 30~45%의 강도에 1~10회 반복 횟수가 적당합니다.

여러 개의 반복 횟수를 한번 수행한 것은 세트입니다. 세트, 반복 횟수 그리고 강도의 관계는 반비례입니다. 낮은 강도에서 높은 반복 횟수로 운동하게 될 때 더 적은 세트를 수행하게 되며, 높은 강도에서 낮은 반복 횟수로 운동하게 될 때 더 많은 세트를 수행하게 됩니다. 일반적으로 초급자들은 각 운동을 1~3세트 권장합니다. 중급자들은 각 운동을 3~5세트 권장합니다. 상급자들은 4~6세트 권장합니다.

하지만 어디까지나 이것은 교과서적인 지침이고 개인의 운동 목표, 영양

상태, 체력수준, 회복력 등의 다양한 변수에 따라 달라질 수 있습니다. 그럼에도 불구하고 꼭 알아야 할 핵심 개념은 운동강도와 반복 횟수, 운동강도와 운동량은 반비례라는 것입니다.

 운동을 무겁게 하면서 반복 횟수를 많아하거나, 운동량을 높이면 중추신경계도 쉽게 피로해질 수 있고 면역력도 떨어질 수 있습니다. 또 부상의 위험성도 높아집니다.

1RM 퍼센트	대략적인 반복 횟수	최적의 반복 횟수	운동 효과
95-100	3 to 1	7 (4-10)	최대근력
85-95	6 to 3	10 (6-14)	근력
75-85	10 to 6	15 (10-20)	근비대 & 지구력
65-75	20 to 10	18 (12-24)	지구성, 파워, 지구력, 근비대
55-65	35 to 20	24 (18-30)	지구력
45-55	50 + to 35	100 (50-150)	지구력

<1RM 기준표>

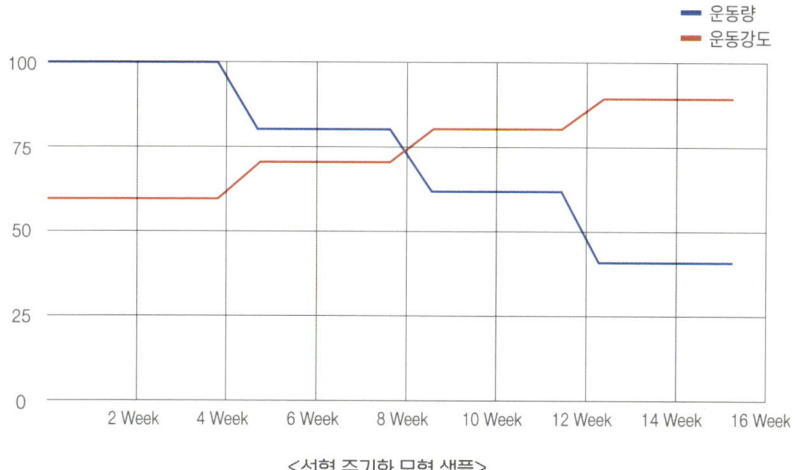

<선형 주기화 모형 샘플>

적어도 이건 알고 시작하자

3. 휴식의 중요성
휴식에 따라 달라집니다.

휴식 간격은 세트와 세트 사이 또는 운동과 운동 사이에 체력이 회복할 수 있도록 주어진 시간입니다. 이에 따라 프로그램의 결과는 극적으로 달라질 수 있습니다.

휴식 간격의 조절은 에너지 시스템과 관련이 있는데 20~30초의 휴식은 대략 ATP와 PC의 50% 정도 회복할 수 있으며, 40초의 휴식은 대략 ATP와 PC의 75% 정도 회복할 수 있고, 60초의 휴식은 대략 ATP와 PC의 85~90% 정도 회복할 수 있고, 3분의 휴식은 대략 ATP와 PC의 100% 정도 회복이 가능합니다.

체력과 근력을 동시에 만들어야 하는 초급자들은 약 90초 정도의 휴식시간이 적당합니다. 근육을 집중적으로 만들어야 하는 중급자들은 60-90초 사이의 휴식시간이 적당합니다. 최대 근력과 파워를 향상시켜야 하는 상급자들은 3분 이상의 휴식시간이 적당합니다.

무엇보다 가장 중요한 것은 휴식시간에 따라 심혈관계와 호흡계가 얼마나 회복했는지, 그리고 얼마나 많은 에너지를 회복했는지입니다.

4. 다양성
완성도 높은 근력운동을 위해

근력운동은 형태에 따라 파워 운동, 메인 운동, 보조 운동으로 나눌 수 있습니다. 운동을 코스 요리로 비유해 보면 파워 운동은 에피타이저, 메인 운동은 메인 코스, 보조 운동은 디저트로 설명할 수 있습니다. 바벨 운동은 메인 운동에 해당됩니다. 매우 중요한 운동이기는 하지만 이것 말고도 파워 운동과 보조 운동도 함께 한다면 더욱 완성도 높은 근력운동이 될 수 있습니다.

1. 파워운동

전신운동, 그리고 몸의 협응, 빠른 속도 무거운 무게에 주안점을 두고 하는 운동이 파워 운동입니다. 군형잡힌 근력운동 프로그램 시 가장 먼저 해야 할 운동입니다. 처음에는 어렵게 느껴질 수 있습니다. 케틀벨, 덤벨, 바벨, 케이블, 메디신볼 등 특정한 도구를 활용해서 운동할 수도 있고 맨몸으로 할 수도 있습니다.

초급자일수록 도구보다는 맨몸으로 하는 파워 운동을 추천하고 적은 부하로 운동하는 것이 좋습니다. 상급자에 가까울수록 도구를 활용할 수 있으며 보다 높은 부하를 이겨낼 수 있습니다. 여기서 핵심이 있습니다. 파워 운동은 어디까지나 에피타이저입니다. 지나치게 많이 하거나 휴식을 짧게 해서 중추신경계가 피로해지지 않도록 적절하게 조절해야 합니다. 3~5세트 하는 게 적당합니다.

<단계별 파워 운동 목록>

맨몸 (저강도)	중급자	상급자 (고강도)
[탄도학적 운동] 도구활용 O - 메디신 볼 던지기 - 배틀 로프 - 슬레드 푸쉬/풀 도구활용 X - 플라이오매트릭 - 스피드 사다리 - 동작훈련 - 칼리스데닉스	[덤벨리프트] - 스내치 - 푸쉬 프레스 - 스쿼트 프레스 [케틀벨] - 스윙 [회전 추진력] - 케이블 찹/리프트 - 케이블 푸쉬/풀	[바벨리프트] - 스내치 - 클린 리프트 - 푸쉬 프레스 [케틀벨] - 스내치 - 클린 케틀벨 - 푸쉬 프레스 - 클린 프레스

(맨몸, 메디신볼) → (케틀벨, 덤벨, 케이블) → (바벨, 케틀벨)

2. 메인운동

운동할 시간이 30분밖에 없다고 하더라도 메인 운동은 항상 들어가야 합니다. 바벨 운동은 대표적인 메인 운동입니다. 메인 운동을 통해 스트렝스를 얻을 수 있으며 신진대사를 활발하게 할 수도 있습니다.

초급자들에게는 양측성 운동보다 편측성 운동을 더 추천합니다. 양측성 운동보다 편측성 운동에서 더 많은 고유수용성 감각을 깨워낼 수 있고 움직임 패턴을 개발하는 데 효과적입니다.

<단계별 상체 메인 운동 목록>

	초급자	중급자	상급자
밀기	[벤치 프레스 DB] - 1 Arm - Alternating [숄더 프레스 DB/KB] - 1 Arm - Alternating	[벤치 프레스 DB] - Bilateral [숄더 프레스 DB / KB] - Bilateral	[벤치 프레스 DB] [숄더 프레스 BB / 랜드마인]
당기기	[로우 TRX] [로우 1 Arm DB / KB] [어시스트 풀업]	[로우 TRX] - 중량조끼 [로우 2 Arm DB / KB] [신장성 수축 풀업]	[Row 2 Arm 랜드마인] [벤트 오버 로우 BB] [풀업] - 맨몸, 중량조끼

← 맨몸, 편측성, 덤벨, 케틀벨   양측성, 바벨 →

<단계별 하체 메인 운동 목록>

	초급자	중급자	상급자
밀기	[스쿼트] - 맨몸 or DB / KB [스플릿 스쿼트] - 맨몸, 1DB	[스쿼트] - 2KB / DB [스플릿 스쿼트] - 2DB [RFESS]	[스쿼트] - BB Front / BB Back [스플릿 스쿼트] - BB Front / BB Back [RFESS] - DB / BB
당기기	[루마니안 데드리프] - DB [데드리프트] - KB [싱글 레그 RDL] - 1 KB / DB	[루마니안 데드리프] - BB [데드리프트] - Trap Bar [싱글 레그 RDL] - 2 KB / DB	[싱글 레그 RDL] - BB [데드리프트] - BB

← 맨몸, 덤벨, 케틀벨   바벨, 덤벨 1쌍 →

DB-덤벨, BB-바벨, KB-케틀벨, Alternatie-번갈아 하는, Bilateral-양쪽의, RDL-루마니안 데드리프트, RFESS-Rear Foot Elevated Split Squat의 약자, Trap Bar-트랩바

3. 보조 운동

파워 운동과 메인 운동으로 이미 몸의 에너지는 많이 쓰였습니다. 이제 보조 운동으로 남은 운동을 마무리해야 합니다. 기술적으로 쉬우며, 부하는 낮은 운동으로 프로그램을 구성하면 효과적입니다. 보조 운동으로 적합한 종목은 코어, 맨몸, 보디빌딩 등이 있습니다. 여기서 코어 운동의 재정의가 필요한데 코어 운동은 단지 몸통을 구부렸다 펴는 운동이 아닙니다. 몸통에 가해지는 저항을 안정적으로 버티며 실시하는 운동을 코어 운동으로 정의합니다.

바벨 운동은 몸의 근력을 향상시키는 데 정말 효과적인 운동도구입니다. 식사할 때 밥을 안 먹으면 금방 속이 허전해지는 것처럼 근력운동 시 꼭 해야 하는 운동입니다. 스트렝스가 목적이라면 메인 운동을 주로 하는 게 맞으나 파워 운동이나 보조 운동도 곁들여서 실시하면 더 균형 잡힌 근력운동 프로그램을 진행할 수 있습니다.

보조운동 종류

 항회전 코어
회전 저항을 이겨내며 몸통을 바로 세웁니다.

 맨몸 운동
자신의 체중을 조절할 수 있는 능력과 상대적인 근력을 개발합니다.

 보디빌딩 / 고립
특정 근육을 고립해 자극합니다.

5. 매너
운동할 때도 매너는 필수!

매너가 사람을 만든다는 말이 있습니다. 지나가는 사람과 눈이 마주치면 가볍게 미소를 보이고, 쩝쩝대며 밥 먹지 않고, 짐을 든 채 엘리베이터를 타는 사람을 기다려주고 등 우리는 알게 모르게 스스로 행동하는 방식을 신경 쓰며 살아갑니다. 타인과 어우러져 살아가는 세상이기 때문입니다.

   운동할 때도 매너가 필요합니다. 바닥에 바벨이나 덤벨을 집어던지지 않아야 하고, 운동이 끝나면 원판은 다 빼야 하고, 벤치에 땀이 묻었다면 개인 수건으로 닦아야 합니다. 이러한 태도나 행동이 모여 타인에게 비치는 자신의 모습은 만들어집니다.

   열심히 운동하는 것도 중요하지만 나의 행동이 타인에게 불편을 주고 있지 않은지 한 번쯤은 생각해 보아야 합니다.

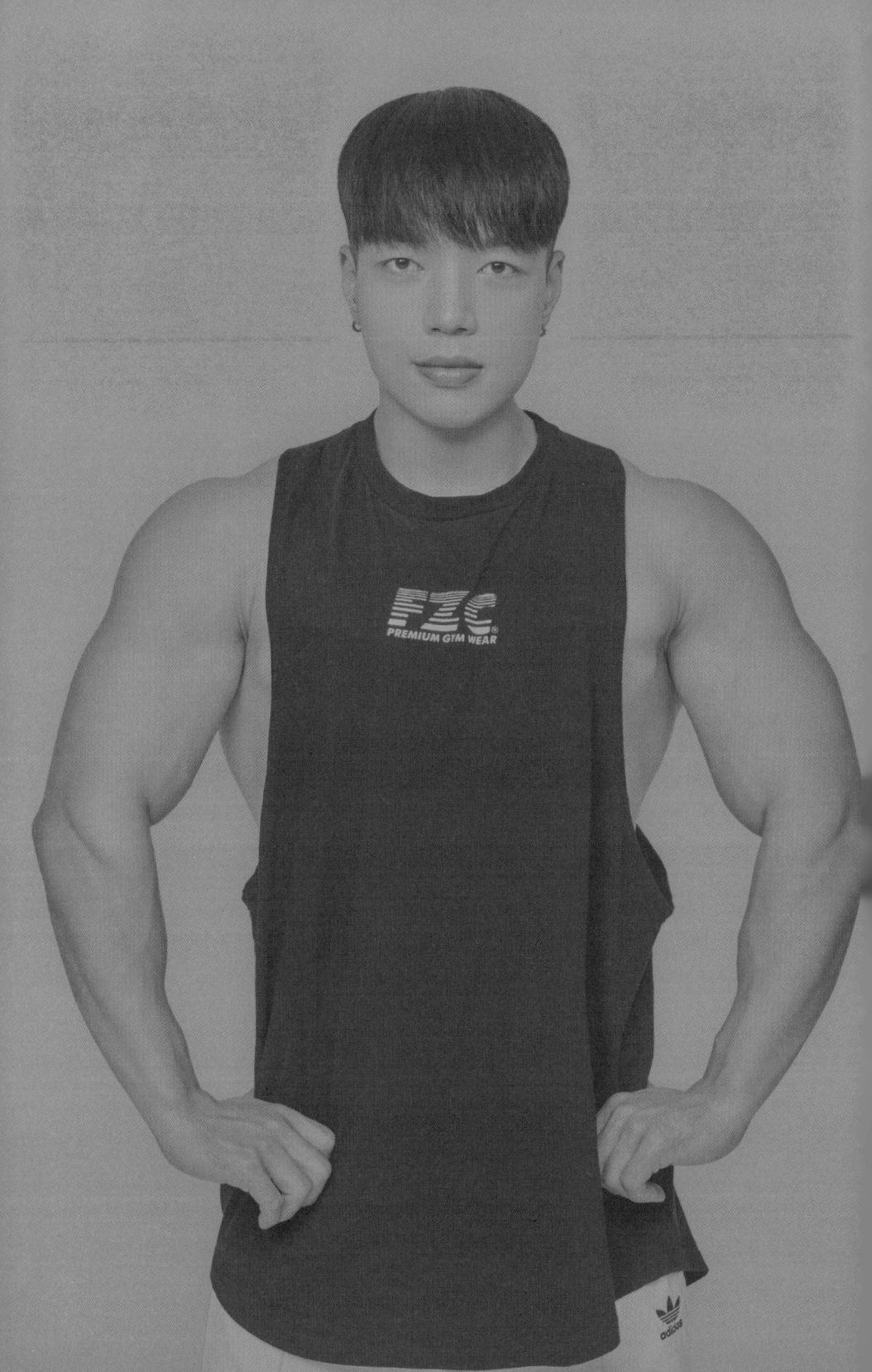

2장

왜 바벨운동인가?

복합관절운동 | 양측성 운동 | 스트렝스

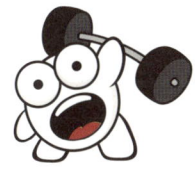

1. 복합관절운동
여러 관절이 동시에 쓰이는 복합관절운동

데드리프트, 스쿼트, 벤치 프레스, 숄더 프레스는 여러 관절이 동시에 쓰이는 복합관절운동입니다. 운동 시 쓰이는 관절의 수에 따라 전신 운동, 복합관절운동, 단관절 운동으로 나눌 수 있습니다.

전신 운동의 예로는 파워클린, 행클린, 스내치, 푸쉬 프레스, 쓰러스터 등과 같이 상체와 하체가 복합적으로 쓰이는 운동들이 해당되며 이를 통해 전신의 협응력, 파워 등을 향상시킬 수 있습니다.

오늘 배우게 될 바벨 운동은 대표적인 복합관절운동입니다. 바벨 운동 말고도 맨몸, 덤벨을 활용한 운동도 해당됩니다. 복합관절운동은 근력을 증진시키거나 근육을 만들기 위해 실시합니다.

단관절 운동의 예로는 덤벨 컬, 레그 익스텐션, 레그 컬 등과 같이 관절이 하나 쓰이는 운동이 해당됩니다. 특정 부위의 근육을 만들기 위해 혹은 재활의 목적으로 실시하는 경우가 많습니다.

각자의 운동 목적에 따라 조금은 다를 수 있지만 보통 전신 운동, 복합관절운동, 단관절 운동 순서로 운동을 진행하는 것이 가장 일반적입니다. 그래야 몸에 기능을 모두 활용하면서 효과적으로 운동할 수 있습니다.

반면에 오롯이 근력 증진이나 근육을 만들기 위한 목적으로 운동한다면 전신 운동은 제외하고 다중 관절 운동과 단관절 운동을 실시할 수도 있습니다. 가장 중요한 것은 자신의 목적에 맞게 운동 프로그램을 설계하고 꾸준히 실천하는 것입니다.

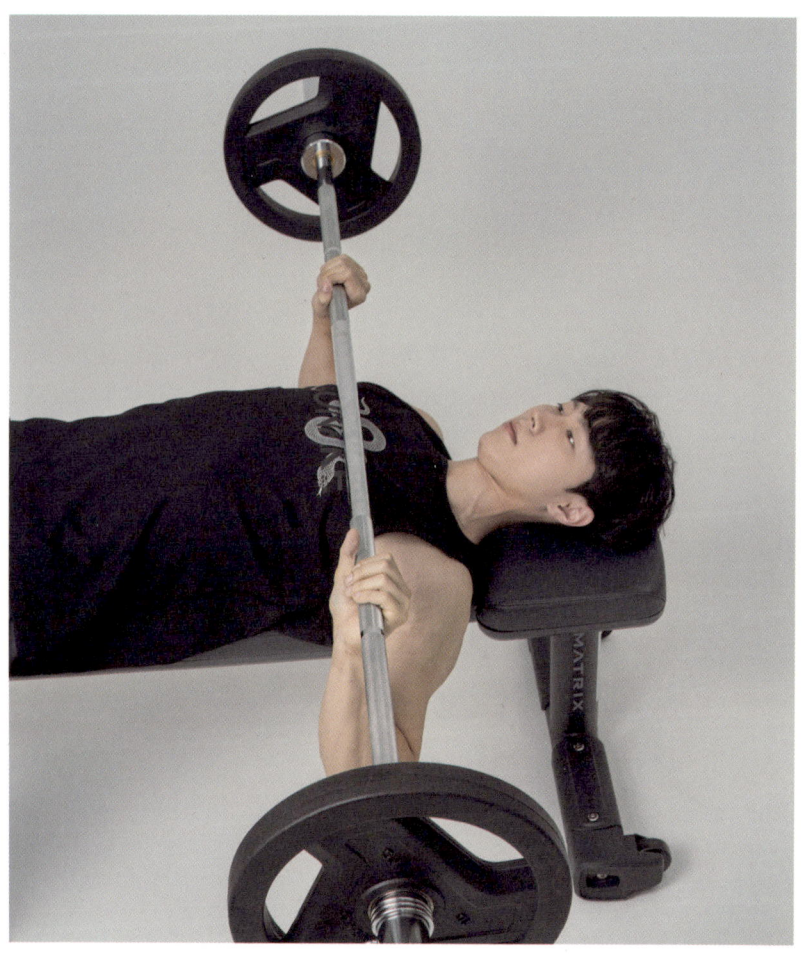

<양측성 운동 / 바벨 벤치 프레스>

2. 양측성 운동
양쪽을 동시에 사용하는 운동

양측성 운동은 말 그대로 양손이나 양발을 동시에 사용하는 운동입니다. 반대로 편측성 운동은 한 손이나 한 발을 따로따로 사용하는 운동입니다. 대표적인 양측성 운동은 바벨 운동입니다. 그 외 스쿼트, 데드리프트, 벤치 프레스, 숄더 프레스 등이 있습니다. 대표적인 편측성 운동은 스플릿 스쿼트, 런지, 원암 덤벨 로우, 케틀벨 원암 프레스 등이 있습니다.

보통 양측성 운동은 스트렝스를 향상시키고자 할 때 많이 실시하는 경향이 있습니다. 하지만 양측성 운동은 척추를 항상 뻣뻣하게 고정시켜놓고 운동을 진행해야 하기 때문에 흉곽과 척추는 뻣뻣해질 수 있다는 단점이 있습니다.

편측성 운동은 몸의 대칭을 맞추고자 할 때 실시하는 경향이 있습니다. 편측성 운동은 양측성 운동과는 다르게 신체 중심 부가 아니라 운동하는 쪽, 혹은 지지하는 쪽이 몸의 중심축을 이루기 때문에 무거운 무게를 들기에는 어려움이 있습니다. 하지만 편측성 운동 시 척추의 경직을 막을 수 있으며 흉추의 회전 움직임까지 만들어낼 수 있습니다. 우리 몸의 운동 사슬은 대각선으로 연결되어 있기 때문에 보다 기능적인 운동이 가능합니다. 양측성 운동과 편측성 운동 모두 좋은 운동이기 때문에 균형 있게 실시하면 좋습니다.

앞서 설명했듯이 일반적으로 초급자들은 편측성 운동을 먼저 실시하는 게 좋습니다. 꾸준한 운동으로 몸의 감각이 깨어나고 운동조절 능력이 향상되면 비로소 양측성 운동을 제대로 수행할 수 있습니다.

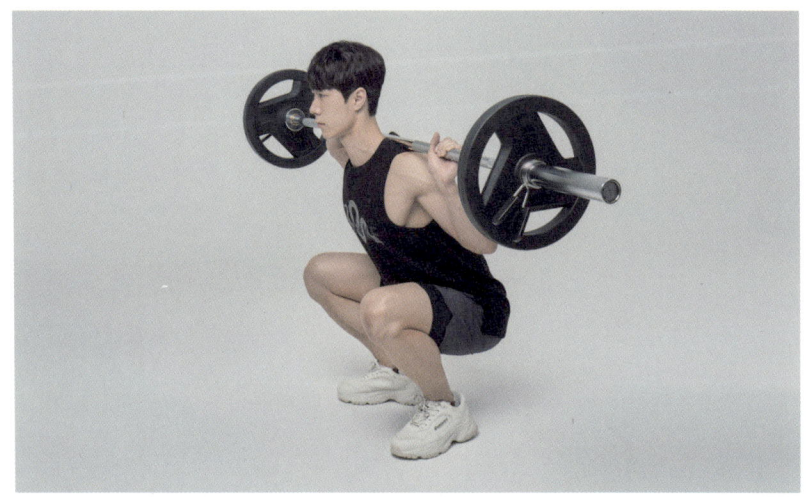

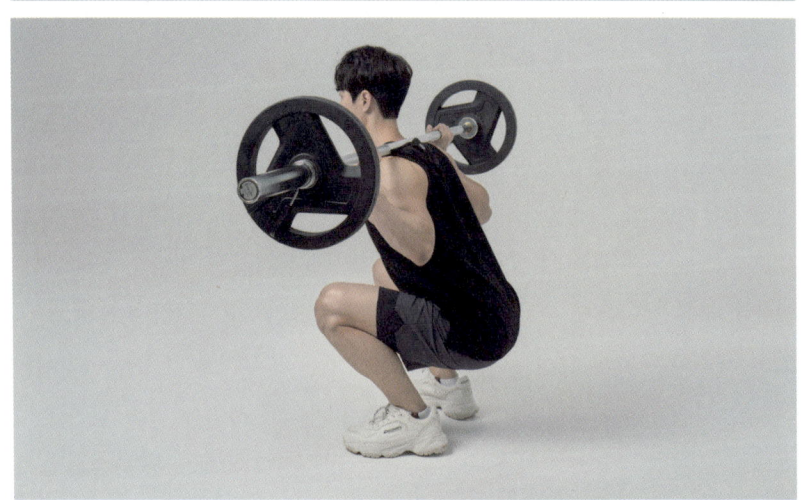

<양측성 운동 : 바벨 스쿼트>

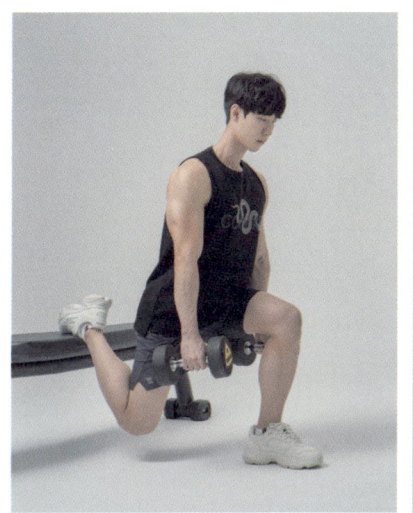 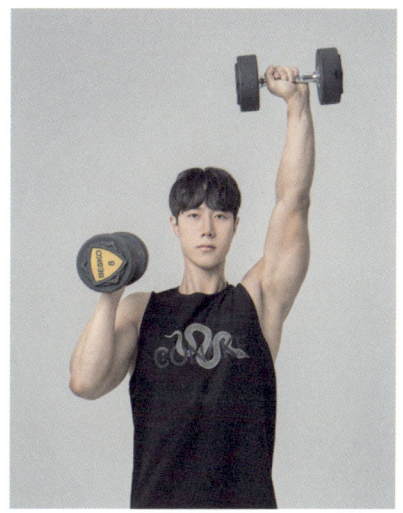

<편측성 운동 : 스플릿 스쿼트(좌) / 원 암 덤벨 프레스(우)>

3. 스트렝스
효과적인 근성장을 위해

근력을 향상시키는 가장 효과적인 방법은 점진적으로 부하를 늘리는 것입니다. 60kg에서 80kg로 다시 80kg에서 100kg로 부하를 늘리고 그것을 이겨낸다면 근력은 향상되어 있을 것입니다. 바벨은 점진적으로 부하를 늘리기에 가장 최적화된 도구입니다. 덤벨이나 케틀벨은 여러 단위의 무게를 따로 구비해야 하지만 바벨은 그저 원판을 끼우기만 하면 됩니다.

　교과서적인 지침에 따르면 운동 초기에는 1RM의 65-75%로 10-20회로 운동강도를 설정해 근지구력을 향상시키고 이후에 1RM의 75-85%로 6-10회로 운동강도를 설정해 근비대 효과를 거둘 수 있습니다. 보다 근육을 튼튼하게 만드는 것입니다. 조금 더 나아가 1RM의 80-95%로 3-6회로 운동강도를 설정해 최대 근력을 향상시킬 수도 있습니다. 수축 속도에 상관없이 그저 절대적인 근력을 향상시키는 것입니다. 조금 더 나아가서 1RM의 30~45%로 1~10회로 운동강도를 설정해 파워를 증진시킬 수도 있습니다. 무게는 조금 낮추고 수축을 최대한 빠르게 해 힘의 생산속도를 높이는 것입니다. 시간당 동원되는 운동신경의 단위, 발화율 등을 최적화해 신경회로를 강화시킵니다.

전통적인 트레이닝 방법론에 따르면 근지구력, 근비대, 최대 근력, 파워 순으로 단계를 밟아가며 훈련하는 것을 추천합니다. 1달은 근지구력, 1달은 근비대, 1달은 최대 근력, 1달은 파워 컨셉을 잡아 훈련합니다. 이를 선형 주기화라 부릅니다. 시간이 많거나 운동을 처음 실시하는 사람들에게 적합한 프로그램입니다.

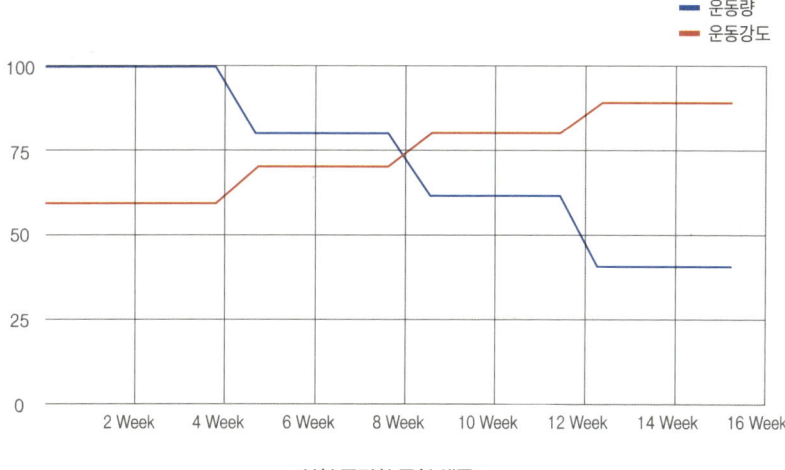

<선형 주기화 모형 샘플>

반면에 비선형 주기화 모형은 근지구력, 근비대, 최대 근력, 파워 단계의 운동을 섞어가며 훈련하는 프로그램입니다. 예를 들어서 월요일은 근비대, 수요일은 파워, 금요일은 최대 근력 콘셉으로 훈련합니다. 운동할 수 있는 기간이 짧거나 이미 운동 경험이 있는 사람들에게 적합한 프로그램입니다.

사실 어떤 프로그램이든 훈련을 통해 몸과 마음이 더욱 튼튼해지고 있고 운동을 즐기고 있다면 그것으로 괜찮습니다. 하지만 열심히 훈련하는 데도 불구하고 몸이 더 피로해지고 부상이 생긴다면 운동강도나 훈련 프로그램을 점검해 볼 필요가 있습니다.

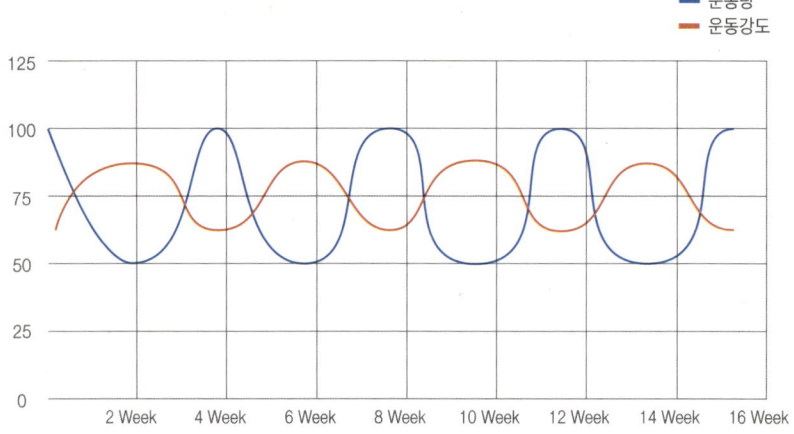

<비선형 주기화 모형 샘플>

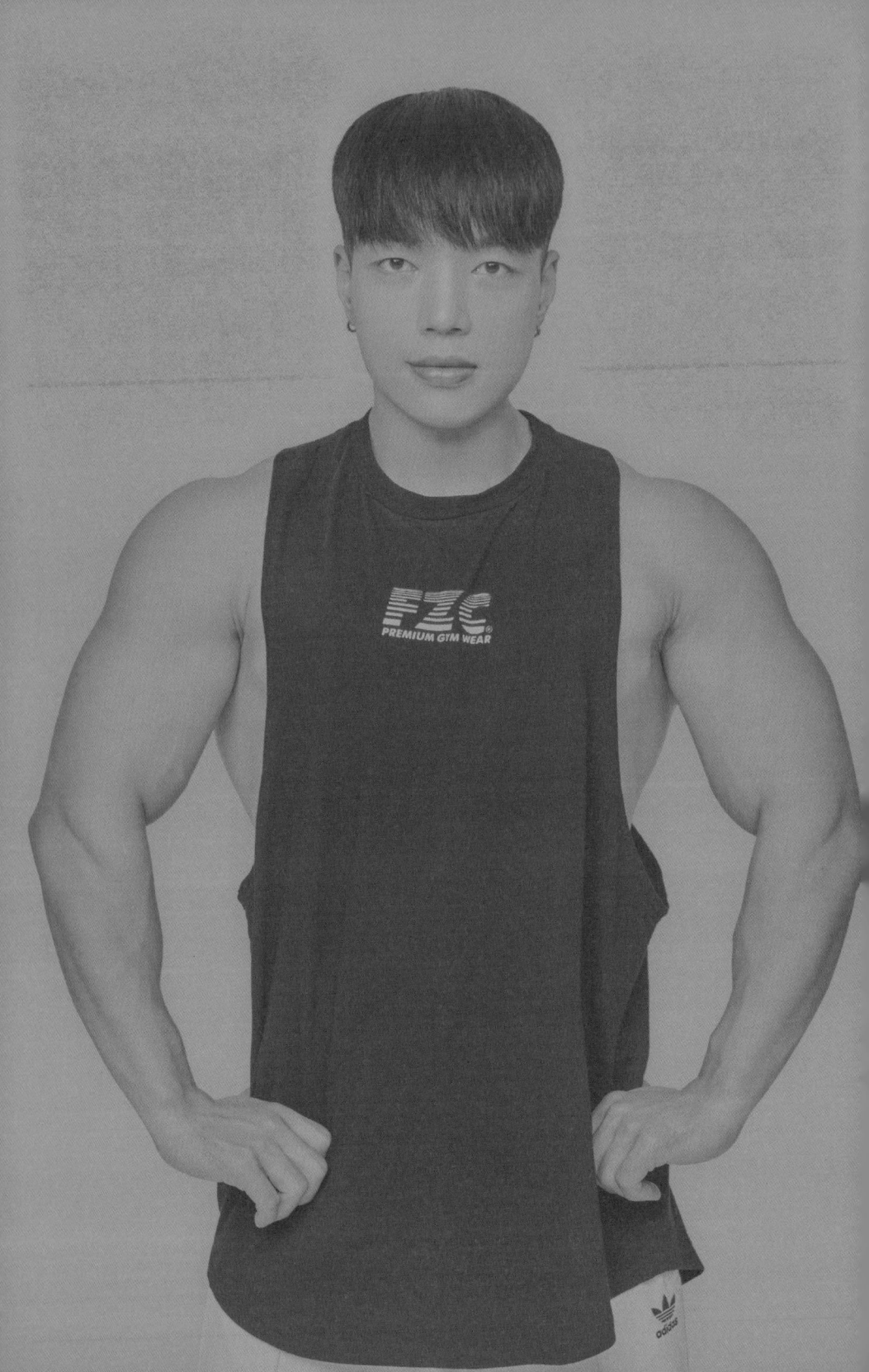

3장

준비운동 프로그램

웜업 | 다이나믹 스트레치 | 신경 활성화

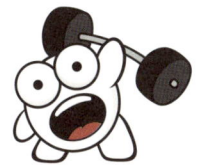

준비운동 프로그램

웜업			
운동	셋트	갯수 / 시간	영상
점핑 잭 (Jumping Jack)	2	30s	
스키핑 (Skipping)	2	30s	

동적 스트레칭			
운동	셋트	갯수 / 시간	영상
니 허그 투 리버스 런지 / 레터럴 플렉션 (Knee hug to reverse lunge / Lateral flexion)	1	각 4회	
핸드워크 (Hand Walk)	1	5회	
포워드 런지 엘보우 투 인스텝 (Forward lunge elbow to instep)	1	각 4회	
스모 스쿼트 스트레칭 (Sumo Squat Stretch)	1	5회	
측면런지 & 드롭런지 (Lateral lunge & Drop lunge)	1	각 4회	
인버티드 햄스트링 스트레칭 (Inverted Hamstring Stretch)	1	각 4회	

신경 활성화			
운동	셋트	갯수 / 시간	영상
2인치 런 (2 inch Run)	3	5s	
베이스 포고 (Base Pogo)	3	5s	

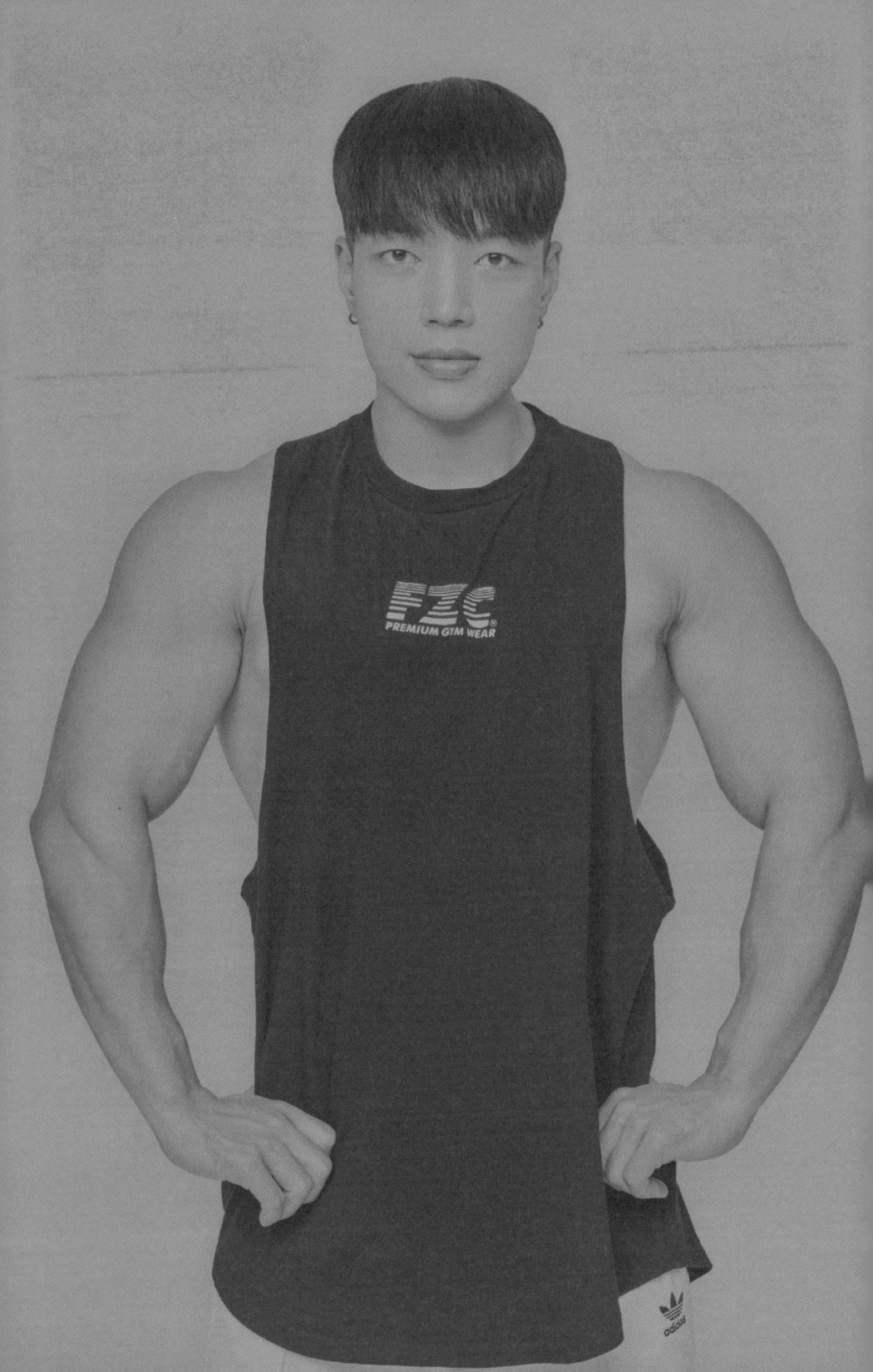

4장

스쿼트

이론 | 기초 테크닉 | 주의사항 | 고급팁

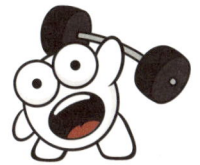

1. 스쿼트 기초알기
보편적이지만 정교한 운동

스쿼트는 가장 보편적인 하체 운동입니다. 운동을 배워본 경험이 없는 사람들도 스쿼트를 해보라고 하면 앉았다 일어나는 동작은 쉽게 할 수 있습니다. 하지만 바벨을 어깨 뒤에 짊어매고 하는 백 스쿼트를 할 때는 이야기가 조금 달라집니다. 신경 써야 할 부분이 아주 많고 동작을 정확하게 수행하지 못한다면 부상으로 이어질 수도 있습니다.

예를 맨몸으로 스쿼트를 할 때는 무릎이 안으로 조금 모이거나 허리가 말려 있어도 별다른 문제가 생기지 않습니다. 반면 백 스쿼트 시 이러한 증상들이 나타난다면 단번에 부상으로 이어질 수 있습니다. 무릎이 안으로 모이지 않게 하려면 엉덩이 바깥쪽에 붙어 있는 고관절 외회전근이 개입해야 합니다. 그리고 허리를 펴기 위해서는 심부 코어 근육이 튼튼해야 합니다.

이처럼 정교한 운동조절 능력이 개발되지 않은 상태에서 무작정 부하를 늘리며 백 스쿼트를 실시하는 것은 관절에 좋지 않습니다. 앞으로 설명할 기초 테크닉, 주의사항, 고급 테크닉 등을 순서대로 익힌다면 안전하고 효과적으로 운동할 수 있습니다.

그리고 백 스쿼트를 허벅지 앞 근육을 강화하는 운동으로만 알고 있는 사람들이 많은데 백 스쿼트는 허벅지 앞과 뒤를 모두 강화시키는 운동입니다. 스쿼트 시 발목, 무릎, 고관절의 굽힘과 폄이 나타납니다. 발바닥은 바닥에 붙어 있기 때문에 발목에서 아주 큰 운동 범위는 나타나지 않지만 무릎과 고관절에서는 큰 운동 범위가 나타납니다.

무릎이 굽혀지고 펴질 때는 니 익스텐서. 대퇴사두근의 개입이 많아지고 고관절이 굽혀지고 펴질 때는 힙 익스텐서. 둔근, 내전근, 햄스트링의 개입이 많아집니다. 고관절보다 무릎을 더 많이 쓰면 자극이 허벅지 앞에 많이 느껴질 수도 있지만 고관절을 사용해서 제대로 백 스쿼트를 하면 허벅지 앞과 뒤 근육의 균형이 좋아집니다.

이렇게 되면 무릎을 앞뒤로 잡아주는 십자인대에 걸리는 부하도 줄어들어 무릎도 튼튼해질 수 있습니다.

2. 기초 테크닉
보편적이지만 정교한 운동

1. 스텐스

발뒤꿈치는 어깨너비, 발 앞꿈치는 바깥쪽으로 15-30도 벌려서 섭니다. 다리를 벌리고 서는 이유는 보다 더 깊게 앉기 위해서, 또는 고관절 외회전근을 개입시키기 위해서입니다. 여기서 중요한 팁이 하나 있습니다. 다리를 벌려서 섰으면 무릎도 역시 바깥쪽을 바라보아야 합니다. 무릎을 밖으로 살짝 비틀고 양발 2~3번째 발가락과 무릎 방향이 일치하도록 노력해야 합니다. 그래야 고관절 외회전근이 개입되면서 안전하게 운동할 수 있습니다.

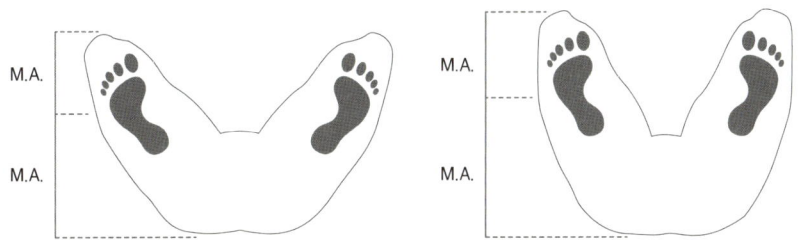

<양발의 간격>

2. 바의 위치

바를 어깨 뒤에 얹어놓는다면 견갑골 극 위에 올려놓는 것이 좋습니다. 생각보다 더 어깨 아래쪽에 두는 것이 좋습니다. 만약 어깨가 유연하지 않아서 어깨 뒤에 바를 얹어놓고 잡기 힘들다면 프론트 스쿼트를 하거나 다른 방식으로 바를 잡아야 합니다. 자세한 사항은 뒤에 주의사항에서 설명하겠습니다.

이제 바를 어깨 뒤에 올려뒀으면 양손으로 바를 밀고 가슴을 활짝 펴서 바를 몸에 견착 시켜야 합니다. 마치 바가 몸의 일부인 것처럼 만들어야 합니다.

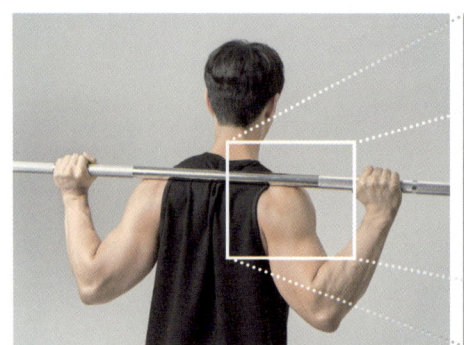 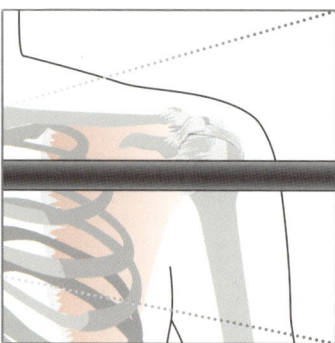

<바의 위치>

3. 호흡

합! 하고 기합소리를 내면 순간적으로 몸통이 단단해집니다. 이처럼 순간적으로 호흡을 들이마시고 참을 때 상승된 폐 압력과 복강내압 및 척추기립근의 수축은 척추를 보다 안정적으로 만듭니다. 동작을 실시하기 전 호흡을 들이마시며 앉았다 일어나며 내뱉는 방식으로 호흡해야 합니다.

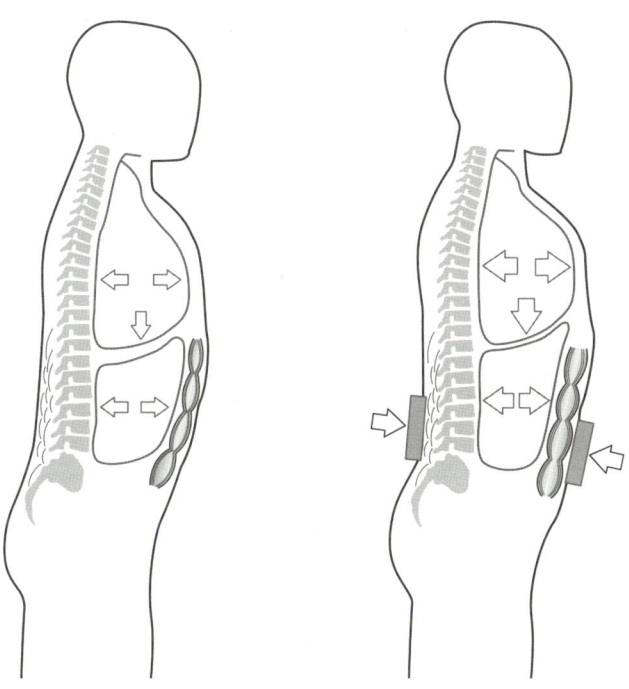

<발살바 호흡>

4. 힙 드라이브

스쿼트는 거의 전신의 근육이 다 쓰이는 운동입니다. 그중에서도 발목, 무릎, 고관절의 움직임이 가장 두드러지게 나타납니다. 하지만 우리가 어깨 뒤에 무거운 바벨을 매고 스쿼트를 할 때는 고관절의 움직임에 가장 신경써야 합니다.

몸통과, 엉덩이, 그리고 허벅지 근육으로 주된 힘을 만들어내야 합니다. 고관절의 움직임에 신경쓰며 앉았다 일어나는 동작을 힙 드라이브라 부릅니다. 만약 무릎이나 발목의 힘으로 일어나려 한다면 이겨낼 수 있는 부하도 줄어들 것이고 무릎 부상의 위험성도 높아질 수 있습니다.

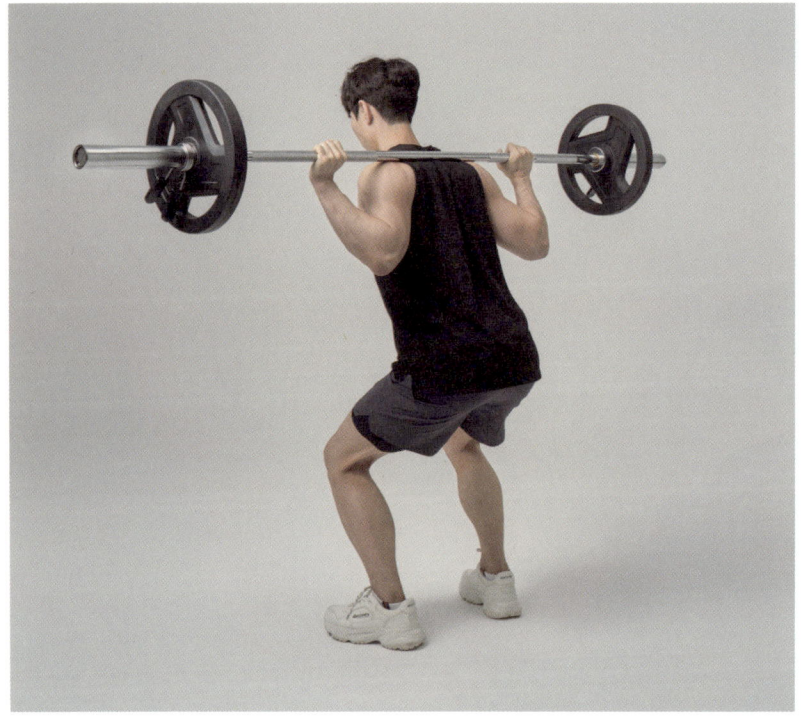

<힙 드라이브>

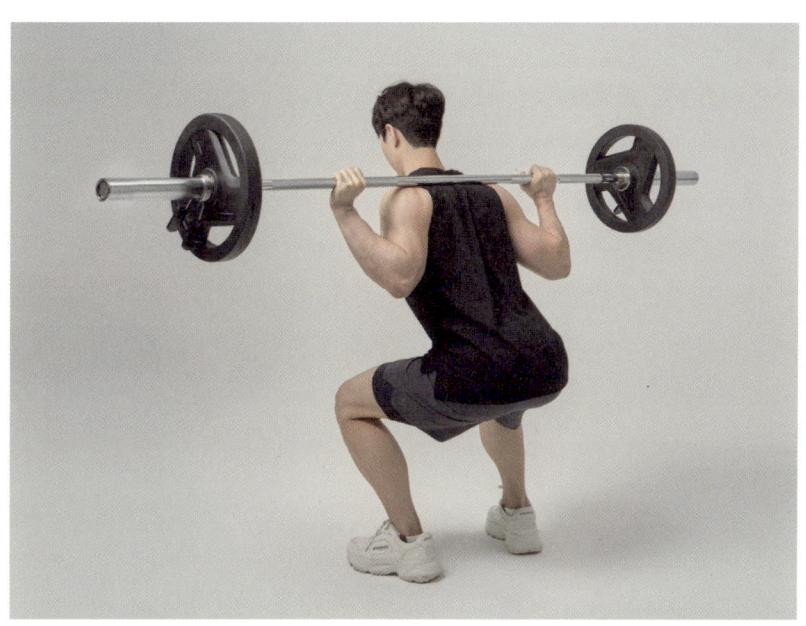

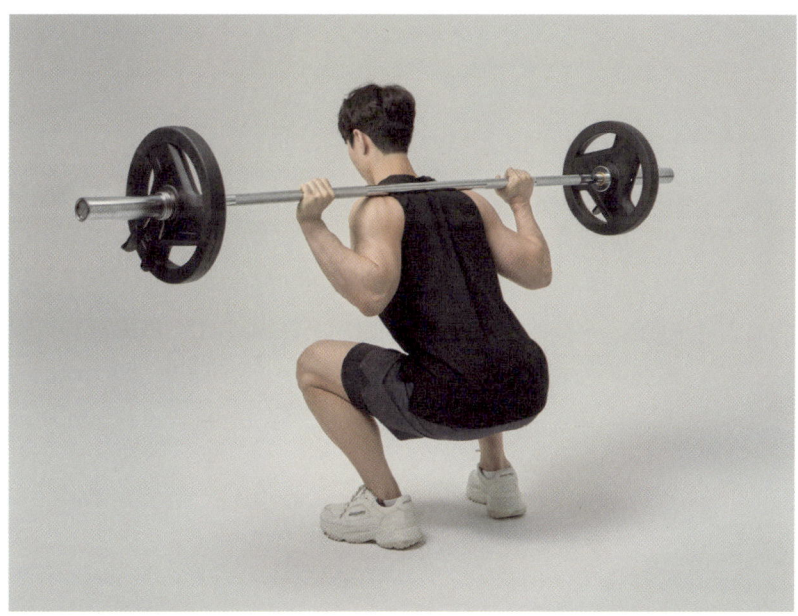

<힙 드라이브>

5. 몸의 각도

많은 사람들이 스쿼트는 상체를 세워서 하는 운동이라고 알고 있습니다. 시중에서 많이 판매된 스쿼트 기구의 영향도 있는 것 같습니다. 하지만 스쿼트를 할 때 상체는 앞으로 어느 정도 숙여질 수밖에 없습니다.

만약 상체를 꼿꼿이 세운 상태로 스쿼트를 한다면 무게중심이 뒤쪽으로 쏠리게 될 수밖에 없고 제대로 힘을 발휘하기 어렵습니다. 상체는 약간 앞으로 숙이되 척추의 정렬은 바로 세워야 합니다. 상체가 앞으로 숙여졌다 하더라도 척추의 정렬이 바로잡혀 있으면 척추에 가해지는 전단력을 허리의 근육이 상쇄시키기 때문에 척추는 더 튼튼해질 수 있습니다.

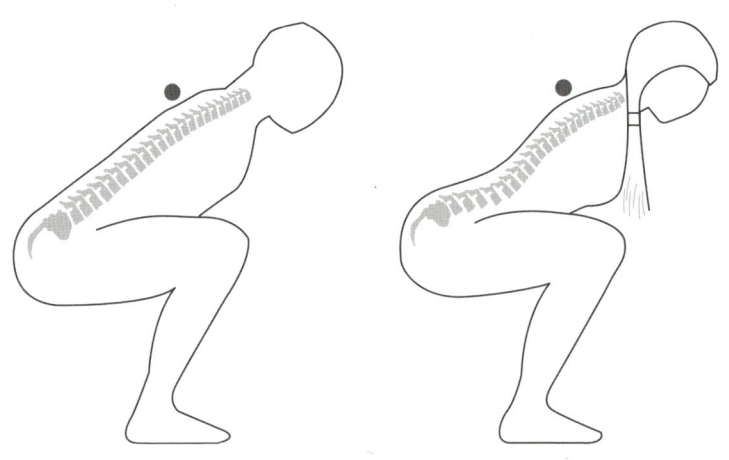

<이상적인 몸의 각도>

3. 주의사항
보편적이지만 정교한 운동

1. 벗 윙크

앉았을 때 허리가 말리는 현상을 벗 윙크라고 합니다. 이렇게 허리가 말리게 되면 허리 뒤를 잡아주는 인대가 늘어나게 되며 부상을 당할 수 있어 좋지 않습니다. 벗 윙크의 이유는 스탠스가 좁아서 또는 코어의 안정성 부족해서, 고관절의 가동 범위가 부족해서 등 다양합니다.

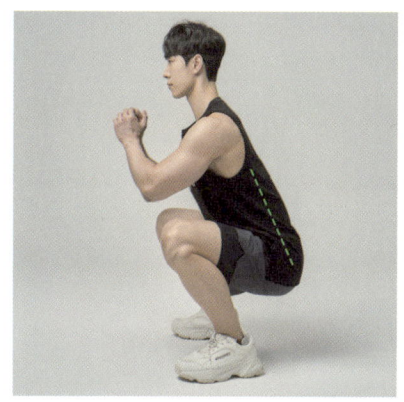 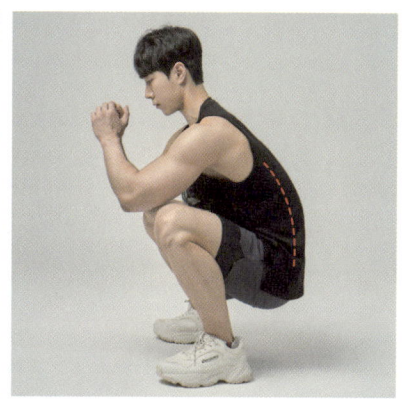

<이상적인 스쿼트(좌), 벗 윙크(우)>

앞서 알려드린 기초 테크닉을 완벽하게 익히고 운동하면 벗 윙크를 예방하는 데 효과적입니다. 만약 어느 정도 앉아야 할지 모르겠다면 열린 사슬에서 고관절 굴곡을 해보는 것도 좋습니다. 방법은 간단합니다.

양손을 머리 뒤에 대고 누운 상태에서 다리를 들어 올리는 것입니다. 다리를 들어 올리다 허리가 말리는 지점이 있다면 그 지점을 벗 윙크 구간으로 추측해 볼 수 있습니다. 물론 이 방법이 서서 하는 스쿼트와 같지는 않지만 열린 사슬에서 고관절 굴곡 범위를 간접적으로라도 알고 운동을 한다면 보다 안전하게 운동할 수 있습니다.

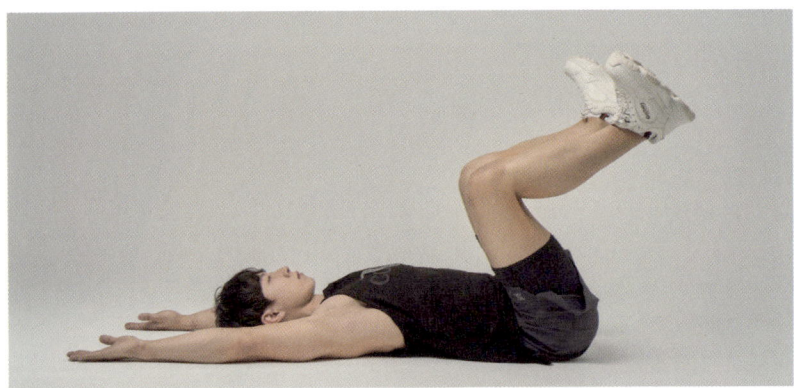

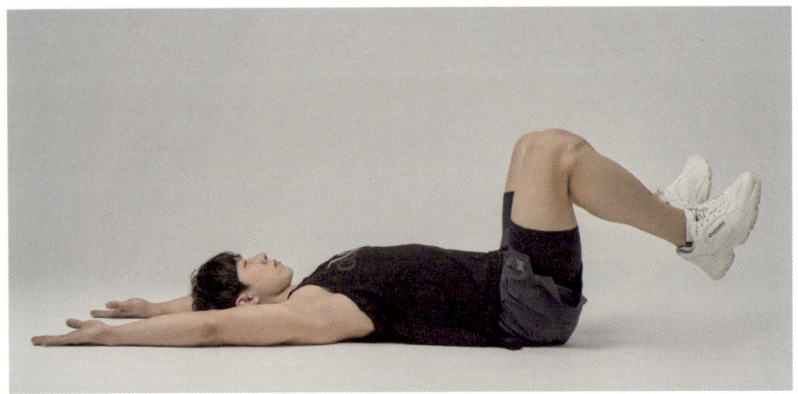

<열린 사슬 고관절 굴곡 테스트>

2. 어깨 뒤에 바를 얹기 힘들다면?

등이 굽어있거나 어깨의 관절이 구조적으로 앞으로 나와있다면 어깨 뒤에 바를 얹고 잡기 어렵습니다. 이때 무리해서 바를 잡으려고 하면 팔이 뒤로 꺾이는 것 같은 느낌이 듭니다.

어깨 위에 올려진 바를 잡기 위해서 어깨에서 신전, 외전, 외회전의 움직임이 필요합니다. 어깨의 움직임은 흉추와 날개뼈, 그리고 어깨뼈와 상호적인 관계로 나타납니다. 등이 굽어 있거나, 날개뼈의 움직임에 제한이 있거나 어깨의 구조에 문제가 있다면 동작이 어려울 수 있습니다.

만약 그렇다면 무리해서 백 스쿼트를 하지 않아도 됩니다. 평상시에 폼롤링, 가동성 운동을 꾸준히 해서 어깨를 유연하게 만드는 게 우선입니다. 그 전까지는 케틀벨, 덤벨, 바벨을 활용해 프론트 스쿼트를 추천합니다. 그래도 굳이 백 스쿼트를 해야 한다면 세이프티 바를 사용해도 좋습니다.

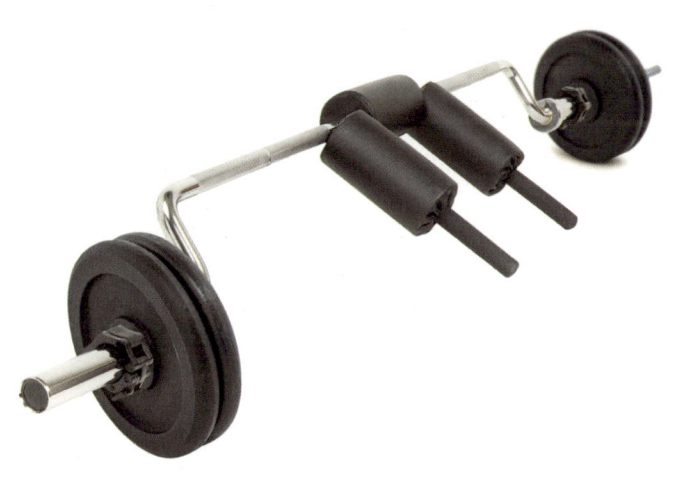

<세이프티 바>

3. 안전하게 실패하는 방법

역도 경기를 시청해 본 사람이라면 잘 알겠지만 100kg가 넘는 바벨을 순간적으로 머리 위로 들어 올리는 역도선수들은 리프팅에 실패하더라도 다치지 않습니다. 물론 예외적인 상황에서 부상을 당하는 선수들도 있지만 대부분의 선수들은 안전하게 실패하는 방법을 알고 있습니다.

역도와 스쿼트를 비교하는 것은 좀 어울리지 않을 수도 있지만 사실 좋은 기술과 적당한 운동강도, 반복 횟수로 스쿼트를 한다면 다칠 상황이 자주 생기지는 않습니다. 그리고 성공이냐 실패냐는 앉았다 일어나느냐 못 일어나느냐. 매우 간단합니다. 만약 앉았다 일어나려고 노력할 때 좋은 자세로 일어나기 힘들다면 바를 뒤로 놓아버려야 합니다. 척추가 짓이겨지거나 무릎이 안쪽으로 비틀어진 채 무리하게 힘을 쓰면 돌이킬 수 없는 부상을 당할 수도 있습니다.

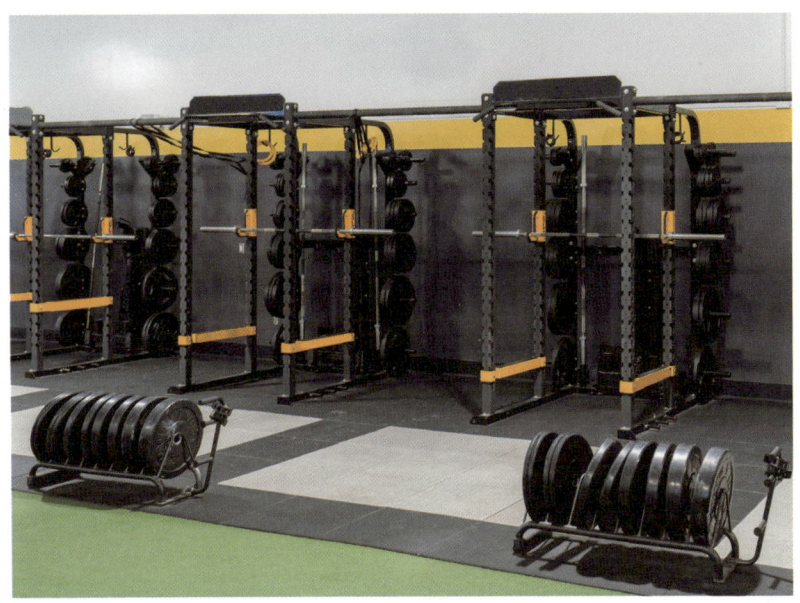

<파워 랙>

스쿼트 랙이 구비되어 있다면 운동을 시작하기 전 배꼽이나 골반 정도 위치에 안전바를 설치해놓아야 합니다.

그리고 고중량으로 운동을 하게되면 일시적으로 뇌에 산소가 부족해져 어지러운 증상이 나타날 수 있습니다. 증상이 심하면 순간적으로 다리에 힘이 풀려 실신할 수도 있으니 중량운동 후 바로 벤치에 앉아 휴식을 취하는 게 좋고 만약을 대비해서 주변 환경은 위험하지 않아야 합니다.

4. 고급 TIP!
핏블리만의 고급정보

1. 숏 풋

결국에 대부분의 운동은 중력을 이겨내며 하게 됩니다. 나를 수직으로 누르는 중력과 지면 사이에 내 몸이 있습니다. 그리고 발은 지면과 항상 연결되어 있습니다. 내 발의 포지션에 따라 바닥으로부터 몸으로 연결되는 지면 반력을 효율적으로 전달할 수 있습니다.

발가락에 힘을 주면 보다 큰 힘을 쓸 수 있습니다. 특히 엄지발가락에 힘을 주는 일을 굉장히 중요합니다. 엄지발가락으로 바닥을 누르면 발의 아치도 살아나고 발목의 안정성도 좋아집니다. 이렇게 뿌리를 튼튼하게 하고 스쿼트를 하면 보다 안정적으로 운동할 수 있습니다. 발은 제2의 코어입니다.

2. 신장 반사

템포는 하나의 반복 횟수를 할 때 조절되는 반복 속도입니다. 초급자들은 느린 반복 속도가 권장됩니다. 4초의 편심성 동작, 2초 등척성 정지, 1초의 동심성 수축이 적당합니다. 중급자들은 보통 반복 속도가 권장됩니다. 2초 편심성 동작, 0초 등척성 정지, 1초 동심성 수축이 적당합니다. 상급자들은 안전한 범위 내에서 빠르거나 혹은 폭발적인 속도의 운동이 권장됩니다.

운동 초기에서는 동적인 상태에서 몸을 안정화할 수 있는 능력이 떨어져 있기 때문에 운동을 느리게 하지만 운동 수준이 어느 정도 향상되면 운동 속도는 빨라져야 합니다. 내려갈 때는 천천히 통제하며 동작을 실시하고 올라올 때는 빠르게 수축할 때 근신경계는 더욱 많은 운동단위를 동원할 수 있습니다.

3. 종아리 운동

발바닥이 바닥에 붙어 있기 때문에 잘 인지하지는 못하지만 스쿼트는 발목, 무릎, 고관절에서 굴곡과 신전이 나타나는 동작입니다. 백 스쿼트에서는 고관절의 굴곡과 신전, 즉 힙 드라이브가 가장 중요하기는 하지만 종아리 운동도 보조적으로 수행한다면 좋습니다.

종아리 운동은 두 가지 방식으로 진행할 수 있는데 하나는 신장성 수측을 강조하며 운동하는 것입니다. 스텝박스 위에 양쪽 발끝을 대고 올라가 뒤꿈치를 들었다 한쪽 다리로 버티며 4초에 천천히 내려옵니다.

또 다른 하나는 단축성 수축을 강조하며 운동하는 것입니다. 서거나 앉아서 뒤꿈치를 힘차게 들며 운동합니다. 이때 발가락이 아닌 발 가운데로 발목을 밀어낼 수 있도록 신경 씁니다.

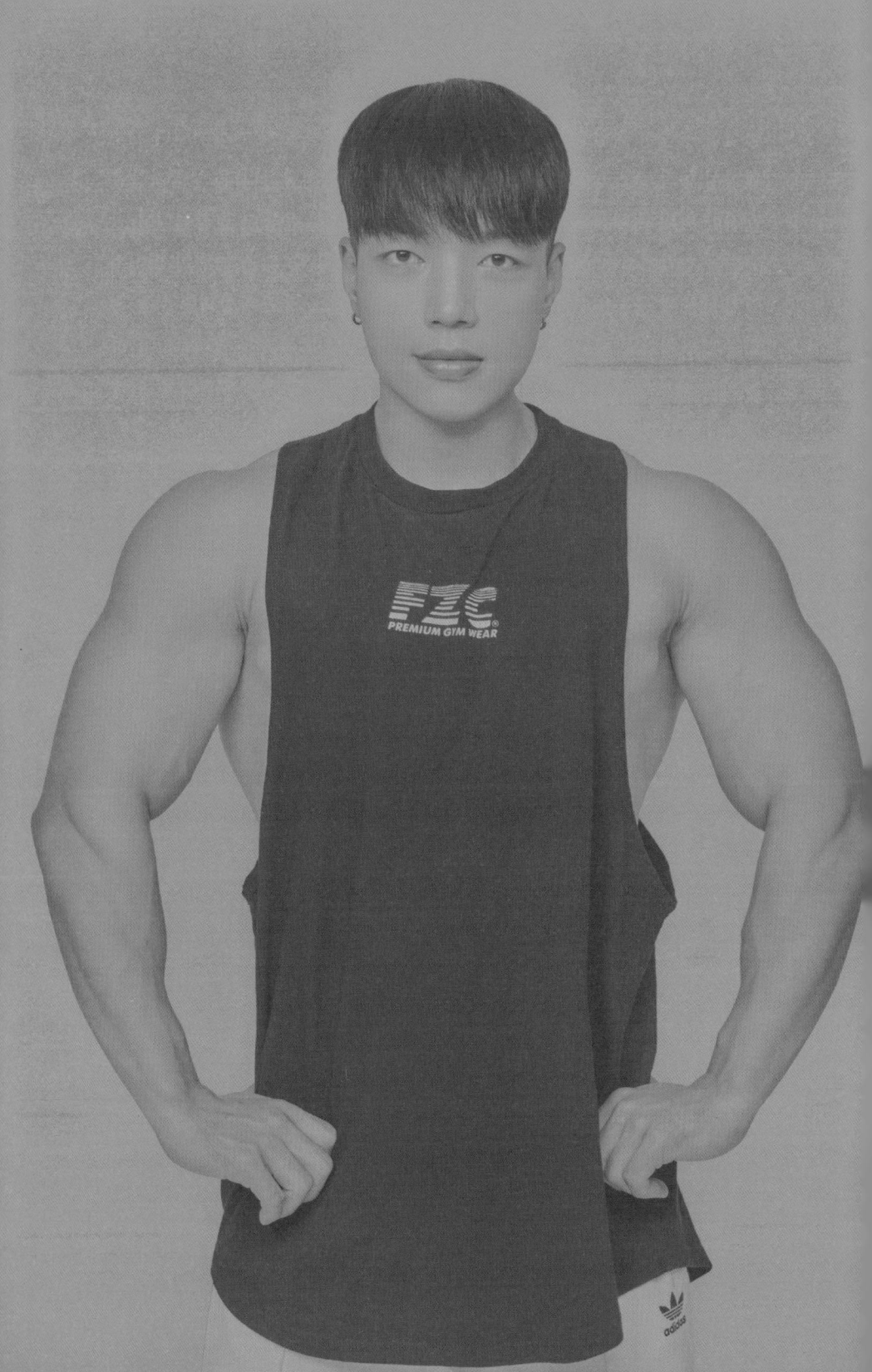

5장

벤치 프레스

이론 | 기초 테크닉 | 주의사항 | 고급팁

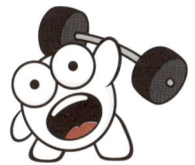

1. 벤치 프레스 기초알기
넓은 가슴을 위한 핵심운동

넓은 가슴을 만들기 위해서 벤치 프레스는 가장 중요한 운동입니다. 넓은 가슴을 위해 꼭 해야 하는 운동이지만 벤치 프레스는 가슴만을 위한 운동은 아닙니다. 벤치 프레스의 본질은 수평으로 미는 운동에 더 가깝습니다. 얼마만큼 효율적인 자세로 더 많은 무게를 밀어낼 수 있을지에 집중하다 보면 가슴에 느껴지는 자극은 크지 않을 수 있습니다. 그렇지만 이 동작에서 자연스럽게 가슴 근육을 발달하고 있으니 너무 염려하지 않아도 됩니다.

　하지만 만약 보디빌딩 시합을 나가기 위해 가슴 근육을 운동해야 한다면 다른 가슴 운동도 함께 해야 합니다. 인클라인 덤벨 프레스, 덤벨 플라이, 케이블 크로스 오버, 딥스 등 윗, 중간, 아래, 측면을 다양하게 자극하는 운동을 고르게 해야 입체적인 가슴 근육을 만들 수 있습니다.

　벤치 프레스를 단계적으로 분류하면 상급자 운동입니다. 앞서 설명했듯이 초급자들은 양측성 운동보다는 편측성 운동이 그리고 바벨보다는 덤벨이나 케틀벨을 활용한 운동이 더 적합합니다. 바벨 벤치 프레스보다는 덤벨 벤치 프레스가 더 낮은 단계의 운동이고 양팔로 하는 덤벨 프레스보다 한 팔로 또는 오른팔, 왼팔 번갈아가며 하는 덤벨 벤치 프레스가 더 낮은 단계의 운동입니다.

　덤벨은 자유도가 높아 어렵게 느껴질 수도 편측성 운동이 어색하게 느껴질 수도 있습니다. 하지만 처음부터 따로따로 하는 운동으로 오른쪽과 왼쪽의 운동조절 능력을 개발시키고 몸의 대칭을 잡는 것이 힘을 키우는 것보다 우선입니다.

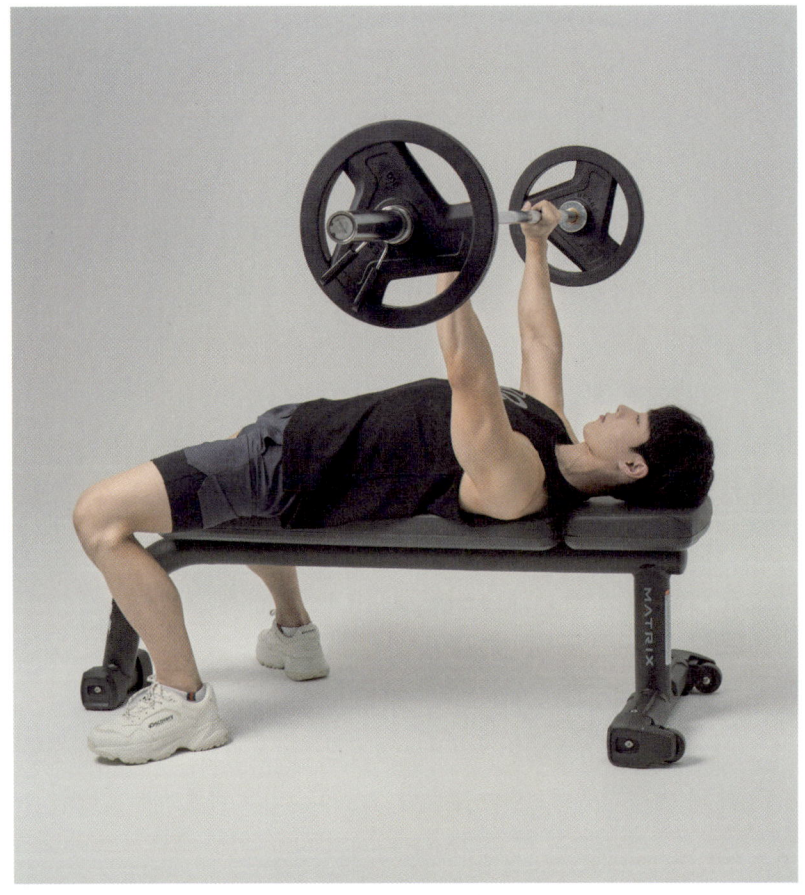

<바벨 벤치 프레스>

2. 기초 테크닉
넓은 가슴을 위한 핵심운동

1. 숄더 패킹

벤치 프레스를 안정적으로 하려면 등 상부가 견고하게 고정되어 있어야 합니다. 견갑골은 뒤로 모여있어야 하고, 가슴은 활짝 펴야 합니다. 원래 견갑골의 움직임은 더 다양하지만 수평방향으로 큰 힘을 내기 위해서 평소와는 다르게 제한된 위치에서 버텨주는 역할을 잘 해주어야 합니다.

스쿼트를 할 때 발끝과 무릎을 바깥으로 벌리고 발가락에 힘을 주는 것이 중요하듯이 벤치 프레스를 할 때 숄더 패킹 또한 매우 중요합니다.

서서 날개뼈 사이를 조이고, 가슴은 활짝 편 상태에서 팔꿈치를 뒤로 보냈다 앞으로 미는 연습을 실시하는 것도 좋습니다.

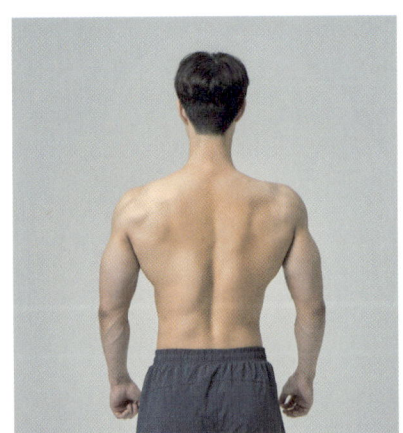
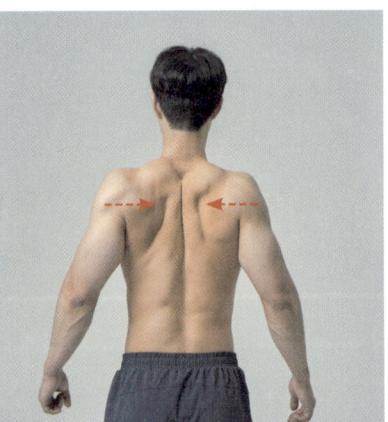
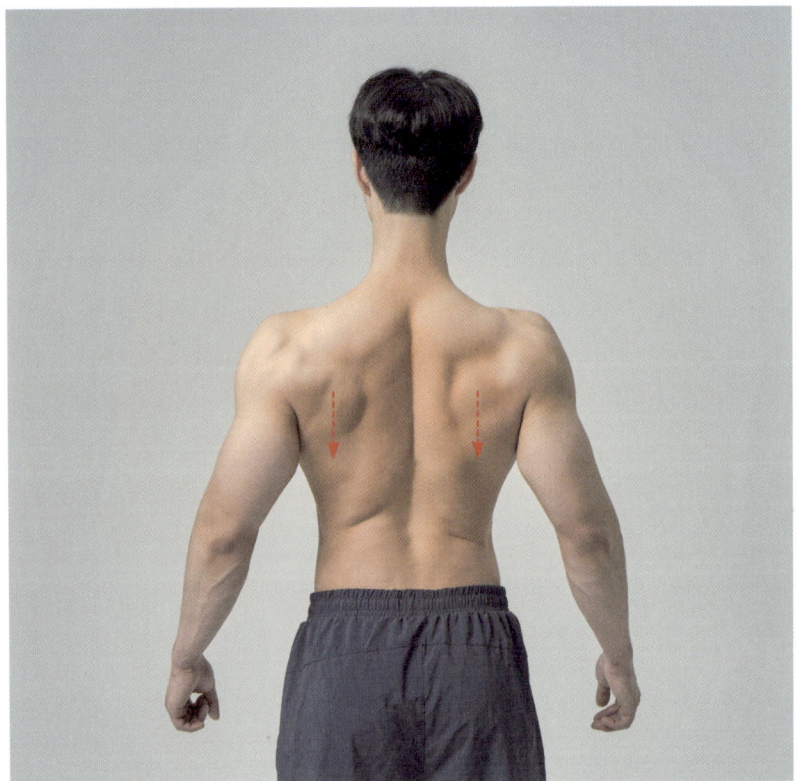

<숄더 패킹>

2. 그립

바는 손목뼈 위에 올려져 있어야 합니다. 손목이 뒤로 꺾인 상태에서 바를 잡거나 손목을 너무 세워서 바를 잡으면 안 됩니다. 썸리스 그립은 절대적으로 하지 말아야 합니다. 손을 약간 안쪽으로 돌려 엄지와 검지 사이에서 바를 잡고 남은 손가락으로 바를 감싸 쥐면 됩니다.

　보통 그립의 너비는 양손 검지를 기준으로 55-60cm 정도가 적당합니다. 그립을 이 정도로 잡고 바가 가슴에 닿았을 때 전완을 수직으로 만들 수 있습니다. 바에 새겨진 눈금을 참고해 자신에게 맞는 그립을 찾아야 합니다.

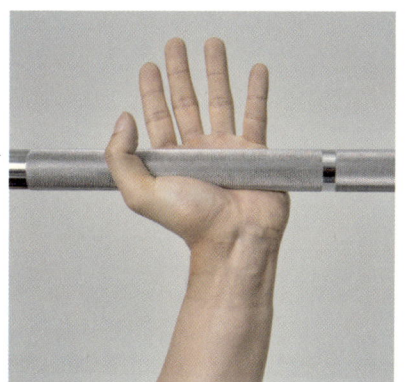 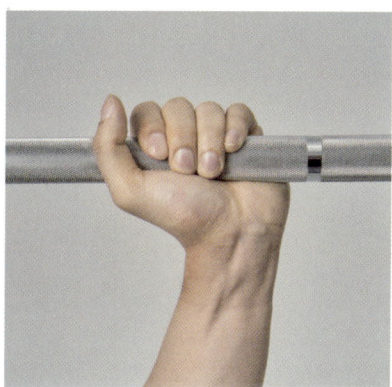

<올바른 그립>

3. 바의 경로

바를 벤치에서 뽑아 올렸을 때 바는 어깨 위에 있어야 합니다. 그래야 모멘트 암이 생기지 않기 때문에 시작과 마무리 지점에서 에너지 낭비를 하지 않을 수 있습니다. 하지만 바가 내려갈 때 바의 위치는 명치, 혹은 가슴 쪽으로 향해야 합니다. 바의 경로가 수직이 아닌 사선을 그리며 움직이는 것이 좋습니다.

그 이유는 이와 같은 바의 경로가 흉추, 견갑골, 상완골이 안전하게 힘을 쓰기 위한 최적의 경로이기 때문입니다. 만약 바를 어깨 위에서 수직으로 내리고 올리면 가슴의 최대 신장, 수축은 기대할 수 있겠으나 어깨 전면부에 큰 부담을 줄 수 있습니다.

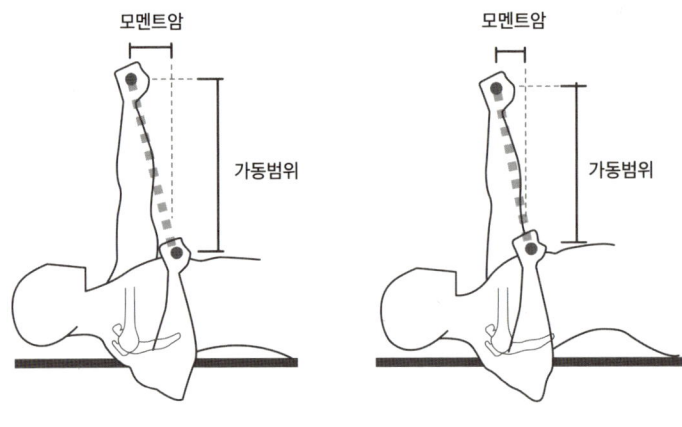

<바의 경로>

반대로 약간 사선으로 바를 내리고 올리는 동작에서 팔꿈치의 위치는 약간 내려가고 가슴뿐만 아니라 어깨, 전면 삼각근, 삼두근 등의 협력근을 함께 쓸 수 있습니다. 이러한 근육의 상호적인 작용으로 인해 더 힘을 낼 수 있습니다.

벤치 프레스는 오롯이 가슴만을 위한 운동이 아닌 수평으로 밀어내는 운동이라는 인식을 먼저 한다면 보다 효율적인 움직임을 만들어낼 수 있습니다.

3. 주의사항
넓은 가슴을 위한 핵심운동

1. 충돌이 유발되는 자세

앞서 적절한 바의 경로에 대해 설명했습니다. 바가 내려갈 때 적절한 팔꿈치의 각도는 약 75도 정도입니다. 천장에서 봤을 때 팔꿈치가 바깥쪽으로 너무 벌어지지도, 안쪽으로 모이지도 않은 상태입니다. 만약 이보다 팔꿈치가 바깥쪽으로 더 벌어진다면 어깨 관절은 매우 불안정해지며 부상의 위험성도 높아집니다.

팔꿈치가 바깥쪽으로 많이 벌어질수록 외전, 내회전 움직임이 커집니다. 흉추와 날개뼈는 고정되어 있는 상태에서 과도한 상완골의 외전, 내회전은 어깨에 충돌을 유발할 수 있습니다. 팔꿈치가 바깥쪽으로 지나치게 벌어지지 않도록 신경 써야 합니다.

어깨는 자유도는 높지만 안정성이 부족한 관절입니다. 반대로 고관절은 자유도는 부족하지만 안정성이 높은 관절이죠. 부상을 당하지 않게 주의해야 합니다.

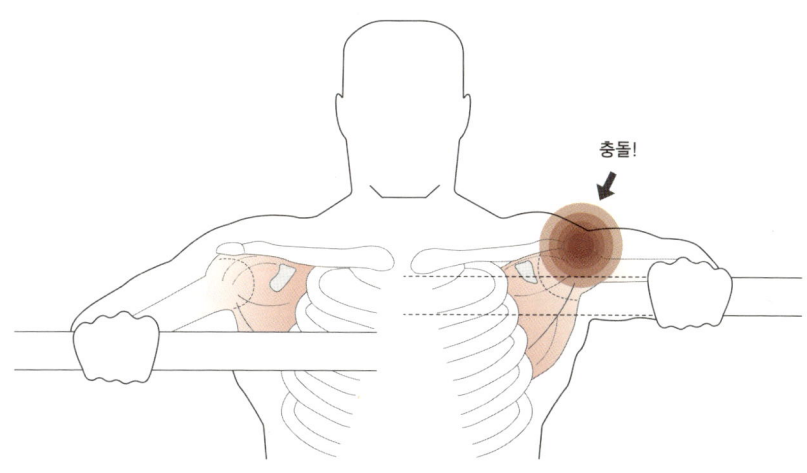

<벤치프레스 시 상완골 외회전 실패로 인한 어깨 충돌>

2. 깊이

바는 꼭 가슴에 닿지 않아도 됩니다. 팔꿈치의 위치가 어깨의 위치보다 더 뒤에 있을 때 어깨에 회전력이 생기게 되는데 이와 같은 움직임이 반복된다면 어깨 전면부에 부상을 당할 수도 있습니다.

가벼운 바벨로 벤치 프레스를 했을 때 바가 가슴에 닿지 않거나 닿기는 닿는데 동작 후에 어깨 전면부에 불편함이 느껴진다면 가동 범위를 줄여야 합니다. 바가 가슴에 닿기 약 5cm 정도 전에 멈췄다 밀어 올리는 방법이 있습니다. 만약 어느 지점에서 멈춰야 할지 모르겠다면 다른 방법도 있습니다.

두툼한 수건을 여러 번 접어 가슴 위에 올려두거나 요가블럭을 두고 운동할 수도 있습니다. 실제로도 전문적인 운동선수들을 트레이닝하는 센터에서도 고중량 벤치 프레스 시 선수들의 가슴에 블록을 두고 훈련을 실시합니다.

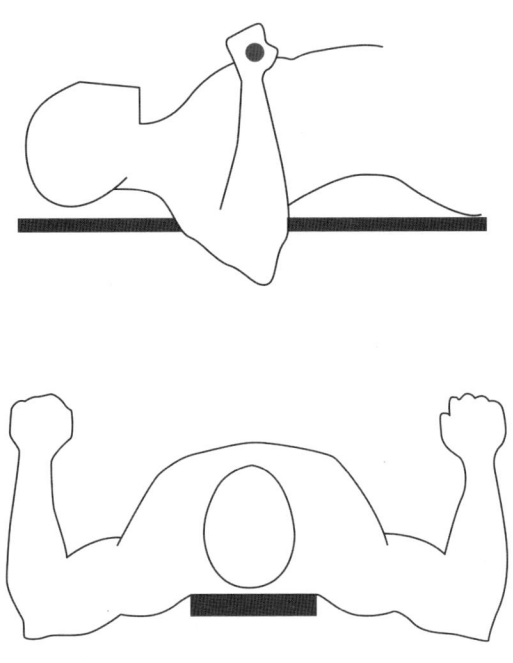

<어깨에 발생하는 회전을 막는 전완의 각도>

3. 안전하게 실패하는 방법

미국에서 연평균 11명이 웨이트 트레이닝 중 사망한다는 통계가 있습니다. 모두가 벤치 프레스를 하다가 사망했다고 합니다. 벤치 프레스를 할 때 가장 위험한 행동은 썸리스 그립으로 잡고 운동하는 것입니다. 당신이 달리는 버스에 타고 있다면 앉거나 서 있다면 손잡이를 잡아야 합니다. 벤치 프레스를 할 때도 바는 모든 손가락으로 움켜 쥐어야 합니다. 제대로 된 그립만 하더라도 사망의 위험성이 낮아집니다.

바가 너무 무거워서 바에 깔렸을 때 주변에 도와줄 사람이 없다면 아찔한 상황에 봉착하게 됩니다. 스쿼트와 마찬가지로 안전바를 세팅하고 운동하는 것을 추천합니다.

또 다른 방법으로는 바에 마구리(락조)를 끼우지 않고 운동하다 바에 깔리면 좌우로 바에 걸린 원판을 빼내서 탈출하는 방법도 있습니다. 하지만 이 방법으로 탈출하다 되려 어깨에 큰 부상을 당하거나 균형을 잃어 벤치에서 굴러떨어질 수도 있습니다. 혼자서 운동한다면 안전바를 세팅하고 운동하는 것을 추천합니다. 그리고 중량을 치고 싶다면 보조자에게 도움을 청하고 운동하는 것이 좋습니다.

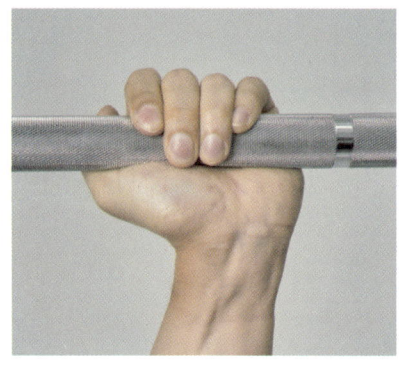 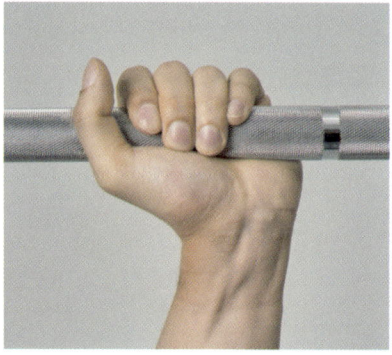

<썸리스 그립과 썸어라운드 그립>

4. 고급 TIP!
핏블리만의 고급정보

1. 척추의 만곡과 체스트 업

보통 정상적인 척추의 정렬은 경추와 요추에서 오목한 만곡이 있어야 하며, 흉추에서는 볼록한 만곡이 있어야 합니다. 그리고 골반은 살짝 앞으로 기울어져 있죠. 이처럼 이상적인 만곡은 서있는 상태에서 척추에 가해지는 하중을 고르게 분배합니다.

하지만 벤치 프레스는 누워서 하는 운동이기 때문에 척추의 정렬은 이와 조금 달라집니다. 허리는 더 집어넣어 벤치와 허리 사이의 공간을 더 만들고 가슴을 최대한 확장시킵니다. 이렇게 몸이 전체적으로 위쪽으로 올라가게 되면 바와 몸 사이가 짧아지기 때문에 역학적으로 힘을 쓰기에 용이해집니다.

하지만 과하게 허리를 꺾어 신경이나 디스크에 무리가 가지 않도록 주의해야 합니다.

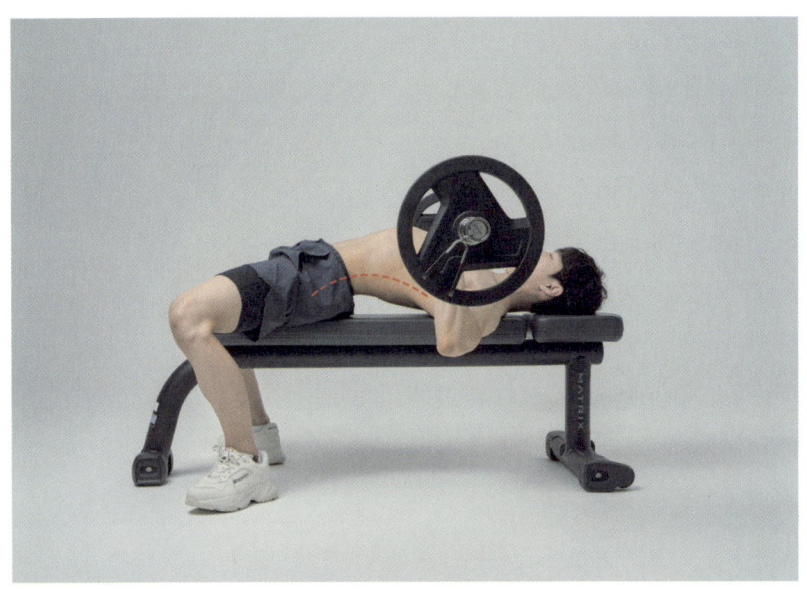

<잘못된 자세 : 과한 허리 꺾임>

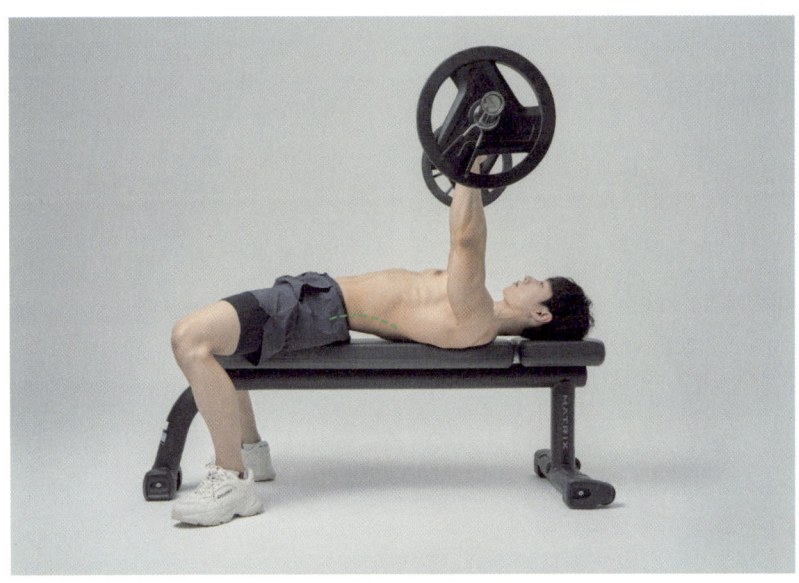

<이상적인 척추의 만곡과 흉곽의 위치>

2. 발의 위치

다른 바벨 운동과는 다르게 벤치 프레스는 누워서 하는 운동입니다. 등 상부의 단단함이 가장 중요하기에 발의 중요성인 간과되는 경우가 종종 있는데 발은 지면에 견고하게 붙어있어야 합니다.

양발을 벤치에 올려두거나 다리를 뻗고 운동한다면 위험한 것은 둘째치고 모든 지면 반력을 모두 이용해서 바로 전달할 수 없습니다.

만약 벤치가 높거나 키가 작아서 발바닥이 바닥에 닿지 않는다면 바닥에 스텝박스를 두고 운동하면 좋습니다.

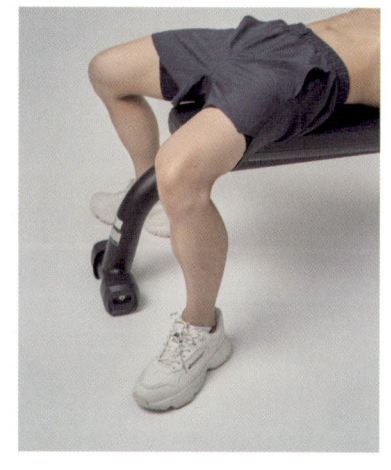

<이상적인 발의 위치>

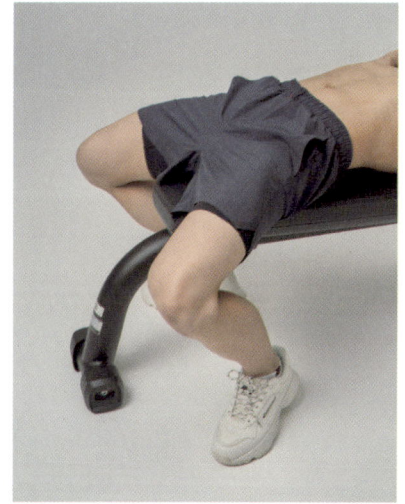 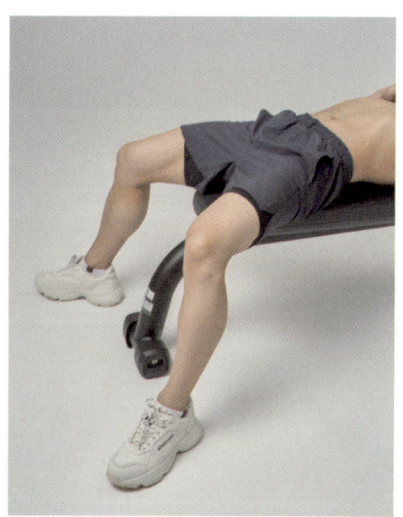

<잘못된 발의 위치>

3. 보조자

보조자의 역할을 말 그대로 보조자입니다. 대신 운동을 해주는 사람이 아닙니다. 상대방의 머리 위에 위치하며 동작의 시작과 마무리 시 확실하게 도와줘야 합니다. 동작을 수행하는 내내 지켜보고 있다가 정말 동작을 수행하기 어려운 시점이 포착되면 개입해야 합니다.

그립은 얼터네이티드 그립으로 잡고 허리가 아닌 고관절을 굽혀서 상체를 숙입니다. 상대방이 바를 밀어올리는 시점에 아주 약간만 도움을 주어야 합니다.

보조자가 개입하는 순간 상대방의 노력이 100에서 0이 되면 안 됩니다. 조금씩 도움을 주는데 바가 3~4초 이상 움직이지 않는다면 그때는 실패로 간주하고 바를 들어 올려주어야 합니다. 도움을 주어야 할 때와 지켜봐야 할 때는 잘 아는 것 중요합니다.

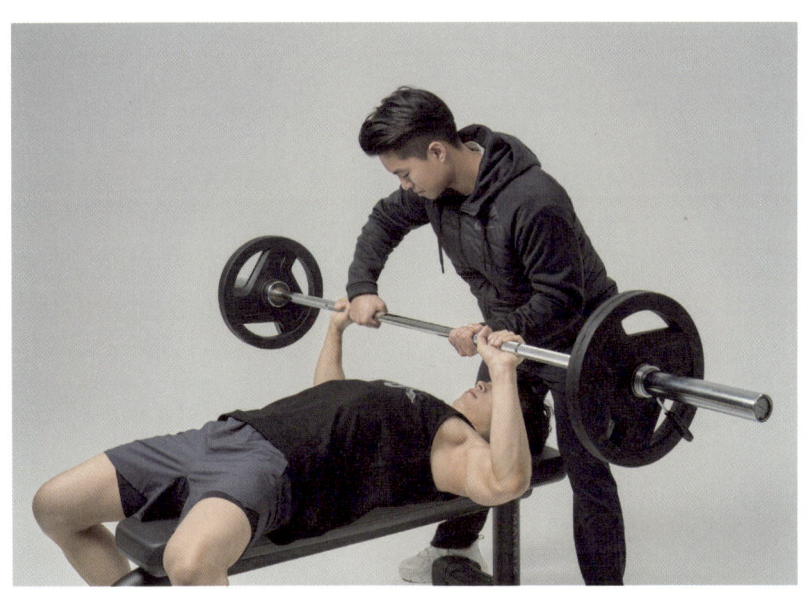

<이상적인 보조자의 위치>

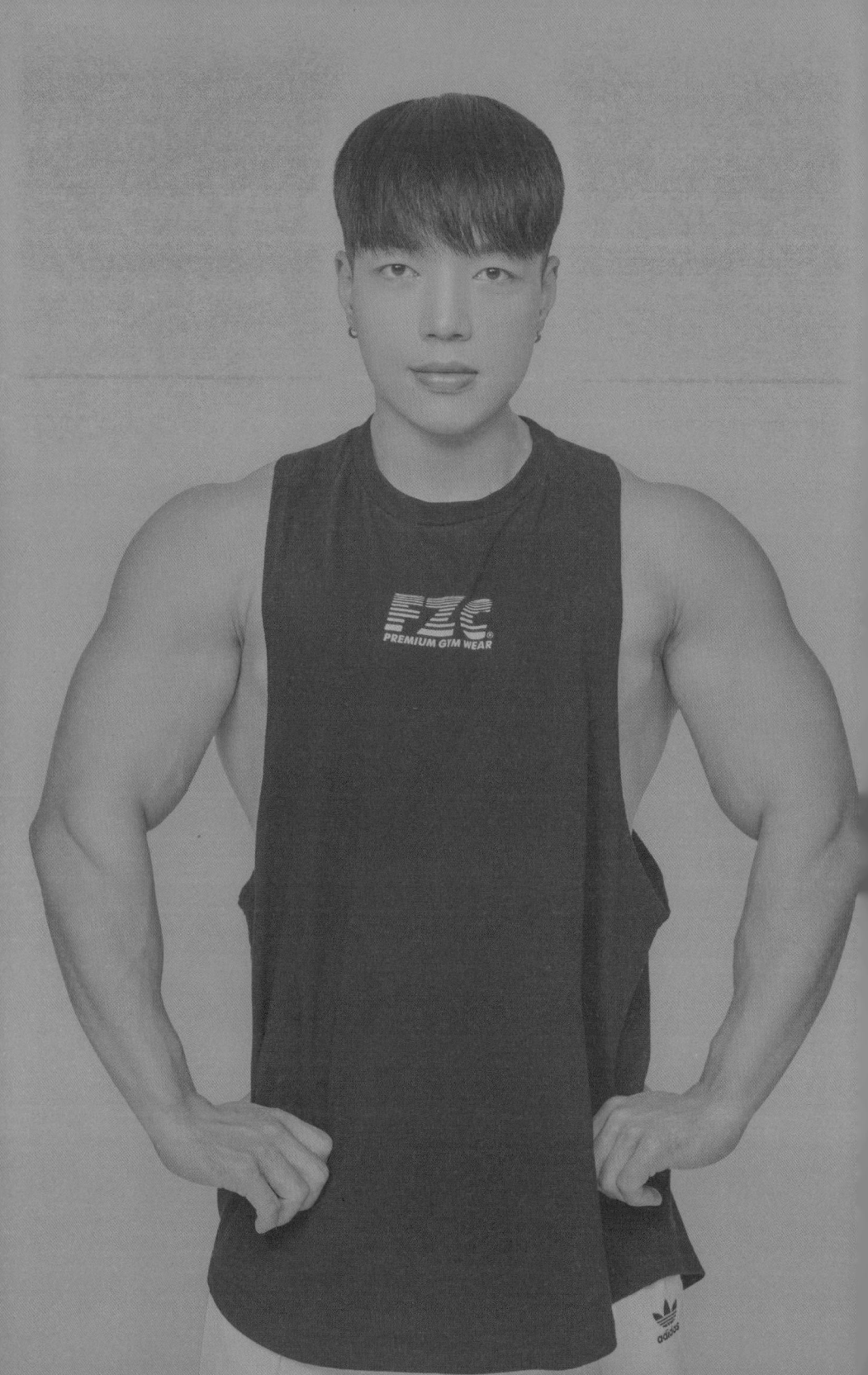

6장

데드리프트

이론 | 기초 테크닉 | 주의사항 | 고급팁

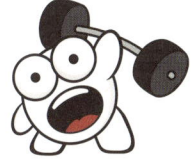

1. 데드리프트 기초알기
순수한 근력향상을 위한 운동

데드리프트는 본질적으로 무거운 물체를 바닥에서 들어 올리는 운동입니다. 보통 서서 실시하는 루마니안 데드리프트와 바닥에서 바벨을 들어 올리는 컨벤셔널 데드리프트를 혼동하는 경우가 많은데 데드리프트라 함은 컨벤셔널 데드리프트를 지칭합니다.

  물체가 바닥에 가까울수록 그것을 들기 위해 무릎과 고관절은 더 많이 굽혀져야 합니다. 그리고 허리도 굽어지게 쉽습니다. 이때 무릎과 고관절의 각도를 적당하게 유지해 엉덩이와 허벅지 뒤의 근육을 팽팽하게 만들고 가슴을 들어 등 하부를 단단하게 조인 상태에서 리프팅을 해야 합니다.

  바가 바닥에서 들어올려지는 단계에서는 하체로 바닥을 밀어야 하고 바를 들어 올리는 동안에는 등 하부와 허리, 허벅지 뒤가 많이 쓰입니다. 데드리프트를 상체, 혹은 하체 운동으로 분류하기 모호한 부분이 있지만 기능적으로 분류하자면 하체 당기는 운동에 해당됩니다.

  표준 중량판의 기준으로 바와 바닥 사이의 거리는 20.5cm입니다. 만약 리프팅 대회를 목적으로 운동하거나 몸의 유연성이 충분하다면 바벨을 바닥에 두고 들어 올려도 좋습니다. 그렇지 않고 일반적인 근력 발달의 목적으로 운동하거나 몸이 유연하지 않거나 바닥에 놓여진 바벨을 잡을 때 허리가 굽고 불편하다면 바벨을 바닥에서 조금 더 높게 하고 들어 올려도 좋습니다.

그리고 데드리프트는 순수한 근력을 발달시키는데 가장 효과적인 운동입니다. 스쿼트, 벤치 프레스, 숄더 프레스와 같은 근력운동 시 근수축은 신장성 수축, 등척성 수축, 단축성 수축 순으로 나타납니다. 근육이 늘어나다 길이 변화가 멈추고 다시 근육이 짧아지며 동작이 마무리됩니다. 이 과정에서 신장-반사. 즉 약간의 반동이 쓰입니다. 심한 반동은 관절이나 인대를 상하게 하므로 피해야 하지만 적당한 신장-반사는 신경과 근육을 자극해 더 많은 힘을 낼 수 있습니다.

반면에 데드리프트는 단축성 수축으로 운동이 시작됩니다. 정지되어 있는 바벨을 반동 없이 근육의 힘만으로 들어 올릴 때 절대적인 근력이 향상됩니다. 요행은 없습니다. 오롯이 순수한 근육의 힘만으로 바를 들어 올려야 합니다. 그렇기 때문에 다른 근력운동보다 더 힘듭니다. 하지만 근력 발달의 효과는 확실한 운동입니다.

2. 기초 테크닉
순수한 근력향상을 위한 운동

1. 바의 위치

본능적으로 무거운 물건을 들 때 물체로 가깝게 다가섭니다. 그래야 쉽게 물건을 들 수 있기 때문입니다. 데드리프트도 마찬가지로 바를 최대한 몸에 가깝게 놓고 운동을 시작해야 합니다.

    스쿼트와 스탠스를 비슷하게 서되 발뒤꿈치의 간격은 30cm 정도를 추천합니다. 바의 위치는 발 중앙에 두는 것이 좋습니다. 바를 조금 더 당겨 정강

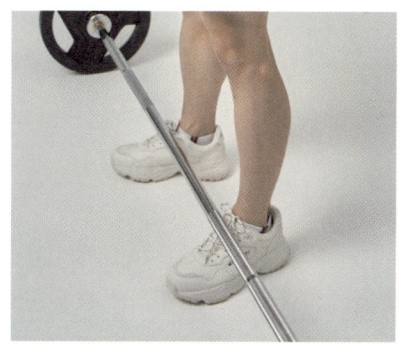
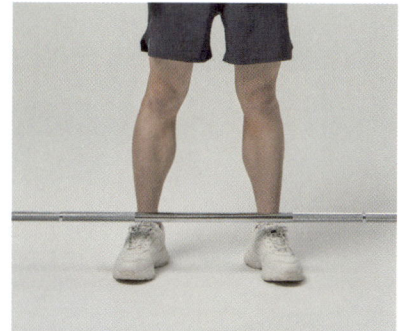

<바의 위치>

이에 붙이면 역학적인 이득이 생길 수 있으나 무게중심이 너무 뒤꿈치로 실려 힘을 쓰기 어렵습니다.

2. 그립

상체를 숙여 바를 잡습니다. 그립은 오버핸드 그립으로 바를 감싸 잡습니다. 양손의 간격은 약 45cm 정도가 적당한데 무릎 바로 옆에 양팔이 닿을 수 있을 정도의 너비가 적당합니다. 이때 팔꿈치는 곧게 펴져있어야 합니다. 마치 양팔은 길게 늘어진 끈이라고 생각하고 바를 잡으면 됩니다.

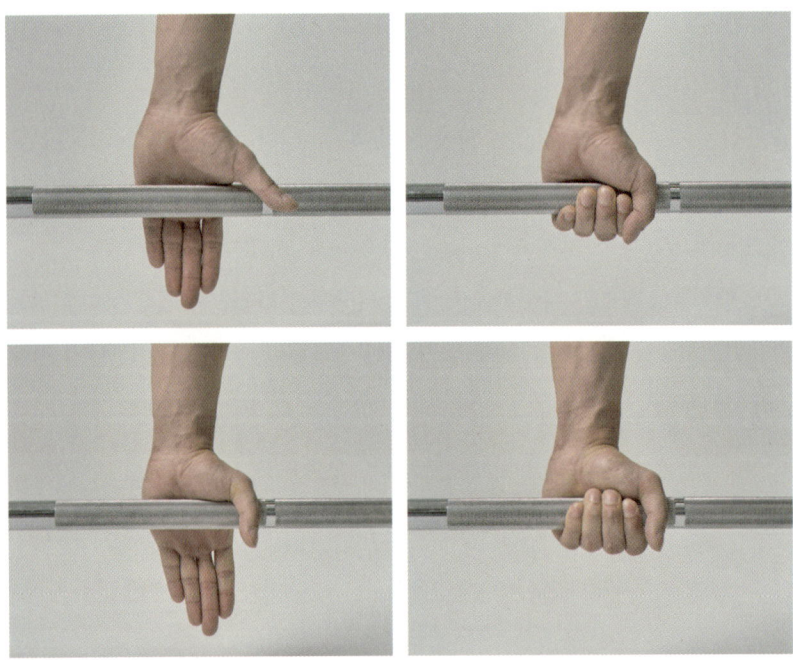

<올바른 그립>

3. 무릎 앞으로 밀기

바가 발 중앙에 있기 때문에 정강이와 바 사이에 간격이 있습니다. 이제 본격적으로 당길 준비를 해야 합니다. 무릎을 바가 있는 방향으로, 즉 앞으로 살짝 움직입니다. 이때 주의사항이 있습니다. 엉덩이를 절대 낮추면 안 됩니다. 엉덩이의 높이는 그대로 유지하고 정강이만 앞으로 살짝 이동해야 합니다.

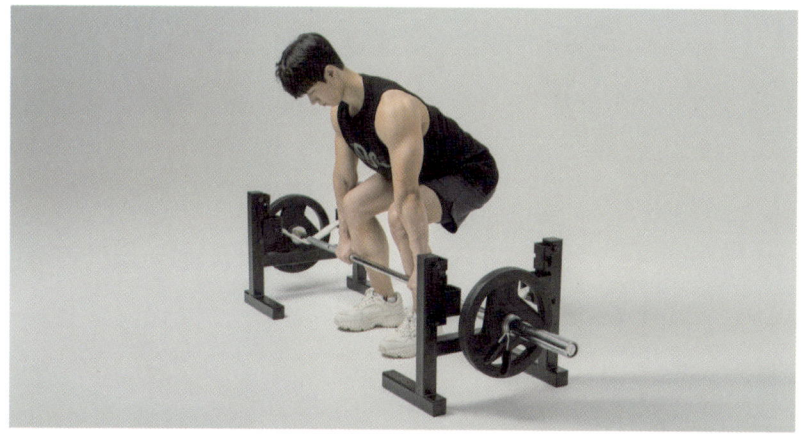

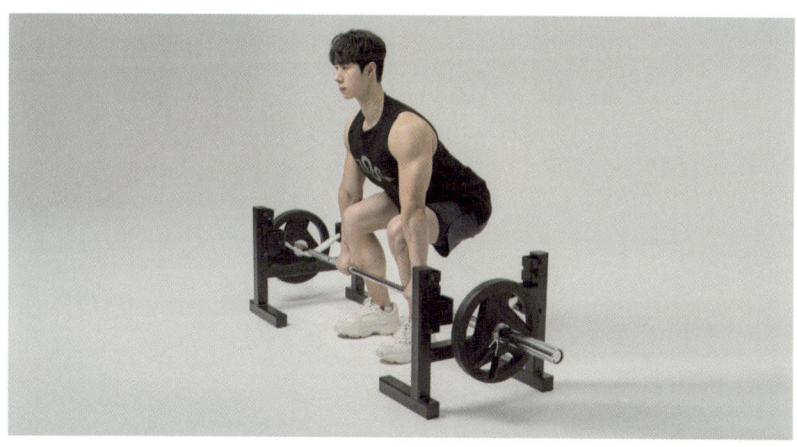

<무릎 앞으로 밀기>

4. 체스트 업

이제 가슴을 활짝 들고 등 하부를 단단하게 조여줍니다. 가슴을 활짝 펴는 것만으로도 등 하부가 견고해지는 것을 느낄 수 있습니다. 하지만 과도하게 견갑골을 안으로 모으거나 허리를 과신전 하면 안 됩니다.

정확하게 체스트 업을 하면 등 하부와 햄스트링이 적당히 당기는 느낌이 느껴지는 데 등 하부의 자극이 조금 더 많이 느껴지는 게 좋습니다.

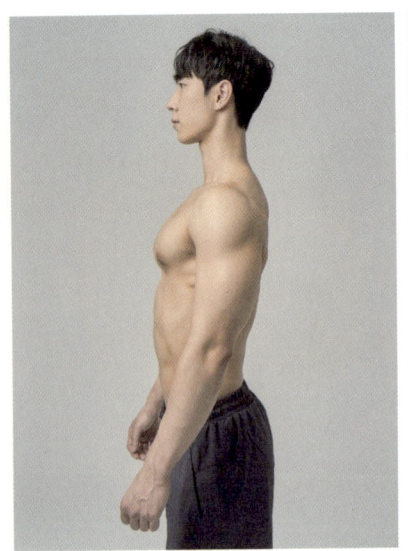 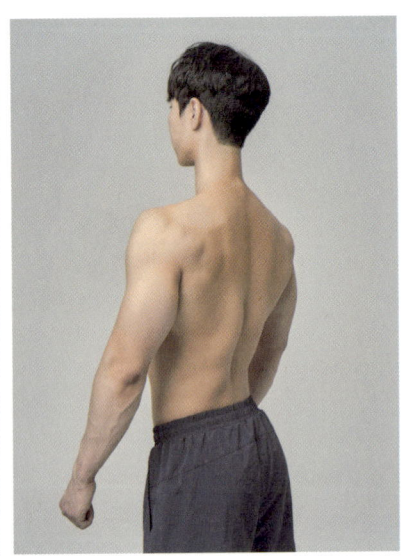

<체스트 업>

5. 당기기

호흡을 들이 마신 상태에서 참거나 호흡을 내쉬며 바를 끌어당깁니다. 바는 계속해서 다리에 붙어 있는 상태에서 당겨야 하며 절대 떨어지면 안 됩니다. 바를 몸에 가깝게 붙인 상태에서 당기게 되면 정강이가 쓸리기 때문에 불편할 수 있습니다. 하지만 그 불편함을 이겨내며 동작을 수행해야 역학적으로 효율적인 움직임 패턴을 익힐 수 있습니다. 바가 많이 불편하다면 정강이 보호대를 착용하는 것도 추천합니다.

일어섰을 때 가슴은 열려 있고, 무릎과 고관절은 펴져 있으며, 척추는 곧게 세워져 있고, 발은 지면에 견고하게 붙어있어야 합니다.

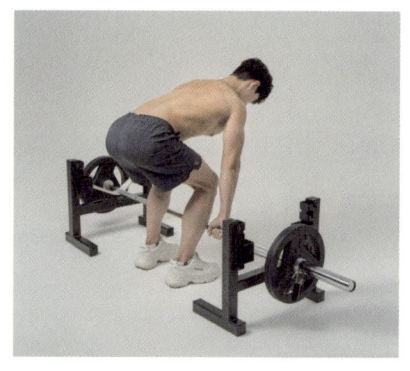
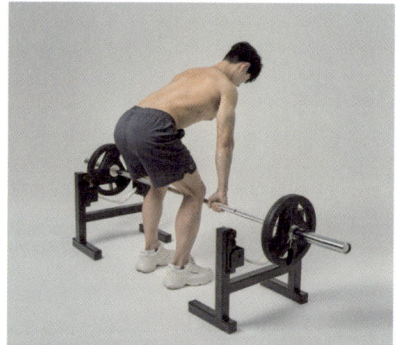
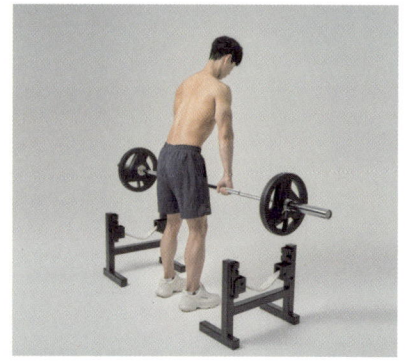
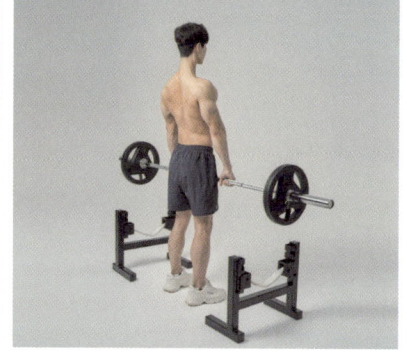

\<당기기\>

3. 주의사항
순수한 근력향상을 위한 운동

1. 둥글게 말린 등

등이 둥글게 말린 상태에서 바를 들어 올리는 일은 데드리프트 시 가장 흔히 나타나는 실수입니다. 바닥에 떨어진 지폐를 집거나 신발을 신기 위해 상체를 숙일 때는 이 자세가 허용될 수 있으나 무거운 물건을 들 때 이 자세는 절

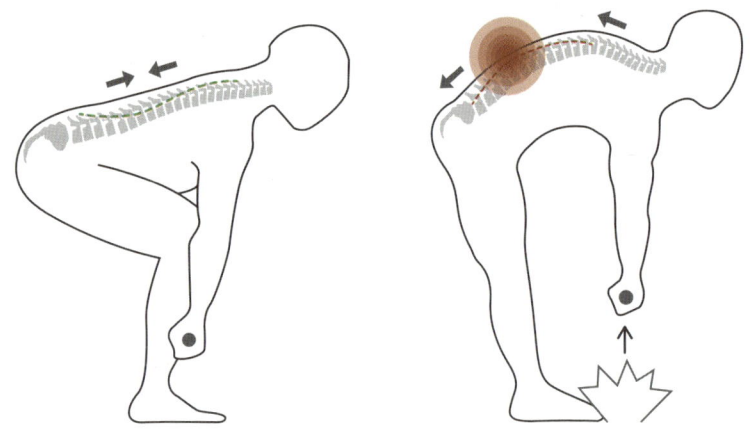

<둥글게 말린 등>

대로 피해야 합니다.

척추와 척추를 잡아주는 인대가 다 늘어난 상태에서 무게를 들면 디스크나 신경에 큰 부상을 당할 수도 있습니다. 기본 테크닉에서 4단계인 체스트 업 동작을 확실하게 익히고 바를 당기면 좋습니다. 만약 아무리 노력해도 등이 말린다면 바의 위치를 바닥에서부터 조금 높이면 동작이 수월할 수 있습니다.

2. 척추의 과신전

요추가 과하게 펴진 상태를 과신전 상태라고 부릅니다. 부하가 실린 상태에서 척추의 과신전이 나타난다면 척추에 큰 부담을 줄 수 있습니다.

　이는 과하게 허리에 힘을 준 상태이고 반대쪽에 있는 복부 근육은 풀어진 상태입니다. 등 하부에 힘을 주기는 주되 복부에도 힘을 주어 요추를 앞뒤로 보호할 수 있도록 신경 써야 합니다.

　사실 척추의 과신전은 정상적인 척추의 중립 상태를 인지한 상태라면 잘 나타나지 않는 자세입니다. 평상시 데드벅, 플랭크, 버드독 등 코어 안정화 운동을 꾸준히 해서 정상적인 척추의 중립 상태를 인지할 수 있도록 노력해야 합니다.

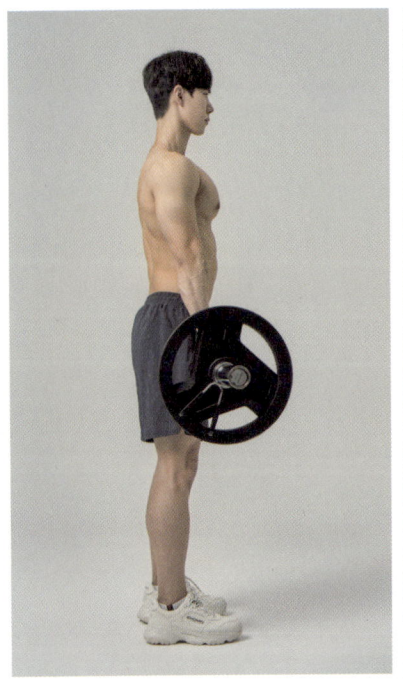 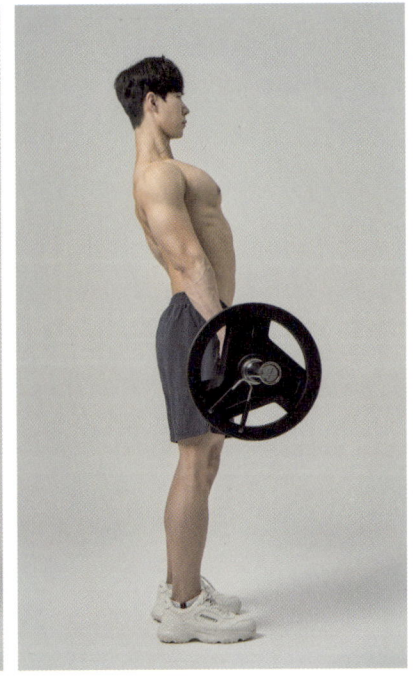

<척추의 과신전>

3. 무릎이 다치는 자세

바를 들어 올렸을 때 무릎, 고관절은 펴져 있어야 하며, 허벅지, 엉덩이, 복부에는 긴장감이 느껴져야 합니다. 여기서 만약 무릎을 다 펴지 않고 동작을 마무리한다면 허벅지에 가해져야 할 부하가 무릎 관절로 전해져 무릎 관절을 망가트릴 수 있습니다.

데드리프트의 마무리 단계에서는 확실한 락아웃 (무릎과 고관절을 편 상태) 자세를 만들어 동작을 마무리 지어야 합니다.

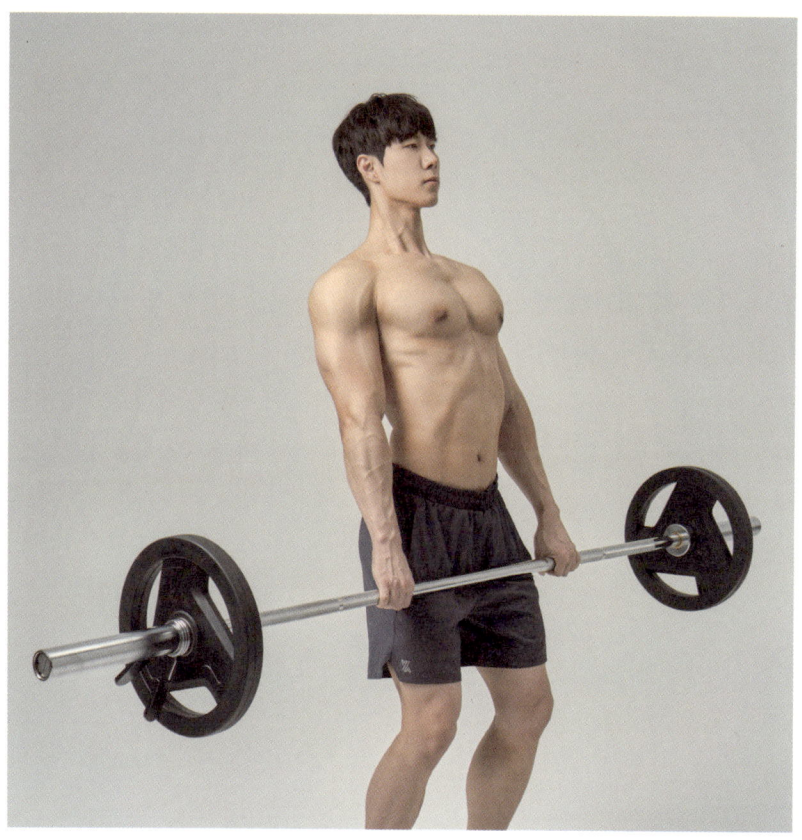

<무릎이 다치는 자세>

4. 고급 TIP!
핏블리만의 고급정보

1. 시선

운동 시 시선은 굉장히 중요합니다. 시선에 따라 몸의 정렬과 움직임 패턴이 달리 지기 때문입니다. 다른 바벨 운동과 마찬가지로 데드리프트 시에도 척추의 정렬은 곧게 유지되어야 합니다.

　시선은 전방 3~4m의 바닥이나 낮은 편의 벽을 계속해서 쳐다보면 좋습니다. 시선을 일정하게 유지하면 목의 정렬과 나아가 척추의 정렬을 유지하는 데 도움이 됩니다.

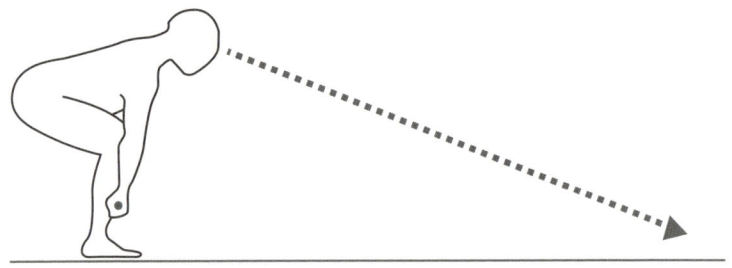

<데드리프트에서의 안전한 시선 방향>

2. 어깨는 바의 위치보다 조금 앞으로

사람마다 신체구조가 다릅니다. 다리가 짧고 몸통이 긴 사람도 있고 반대로 다리가 길고 몸통이 짧은 사람도 있습니다. 이렇게 다른 체형의 사람들이 데드리프트를 실시하게 되면 다양한 자세가 나오게 됩니다. 누군가는 엉덩이가 높게 유지되고 상체는 수평과 가깝게 기울어집니다. 또 누군가는 엉덩이가 낮게 유지되고 상체는 수직과 가깝게 세워집니다.

어깨가 바의 위치보다 조금 더 앞에 있다면 모두 다 맞는 자세입니다. 이것이 가장 중요한 포인트입니다. 이것은 역학적으로 큰 힘을 발휘하기 위해 굉장히 중요합니다.

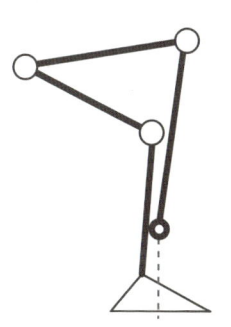 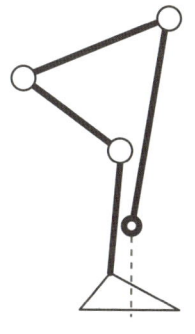 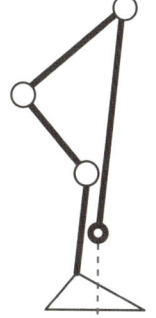

<바와 어깨의 위치>

3. 상상하기

데드리프트는 초급자가 하기에는 어려운 운동입니다. 신경 써야 할 부분이 너무 많기 때문에 복잡하게 느껴질 수도 있고 생각이 많아지면 몸이 둔해집니다.

　이럴 때 필요한 것이 쉽게 상상하며 운동하는 것입니다. 좋은 지도자들은 고객들이 이해할 수 있는 언어로 운동을 이해시킵니다. 데드리프트가 어렵다면 이렇게 상상하며 운동하는 것도 좋습니다. 바가 바닥에 박혀있는 못이며 나는 온몸을 사용해 못을 뽑는다!

　이렇게 간단한 상상만으로도 놀랍게 자세는 좋아질 수 있습니다. 앞서 설명한 세부적인 큐들도 고려하되 동작을 수행할 때 머리속에 큰 그림을 그리며 운동하면 더 좋은 자세를 만들 수 있습니다.

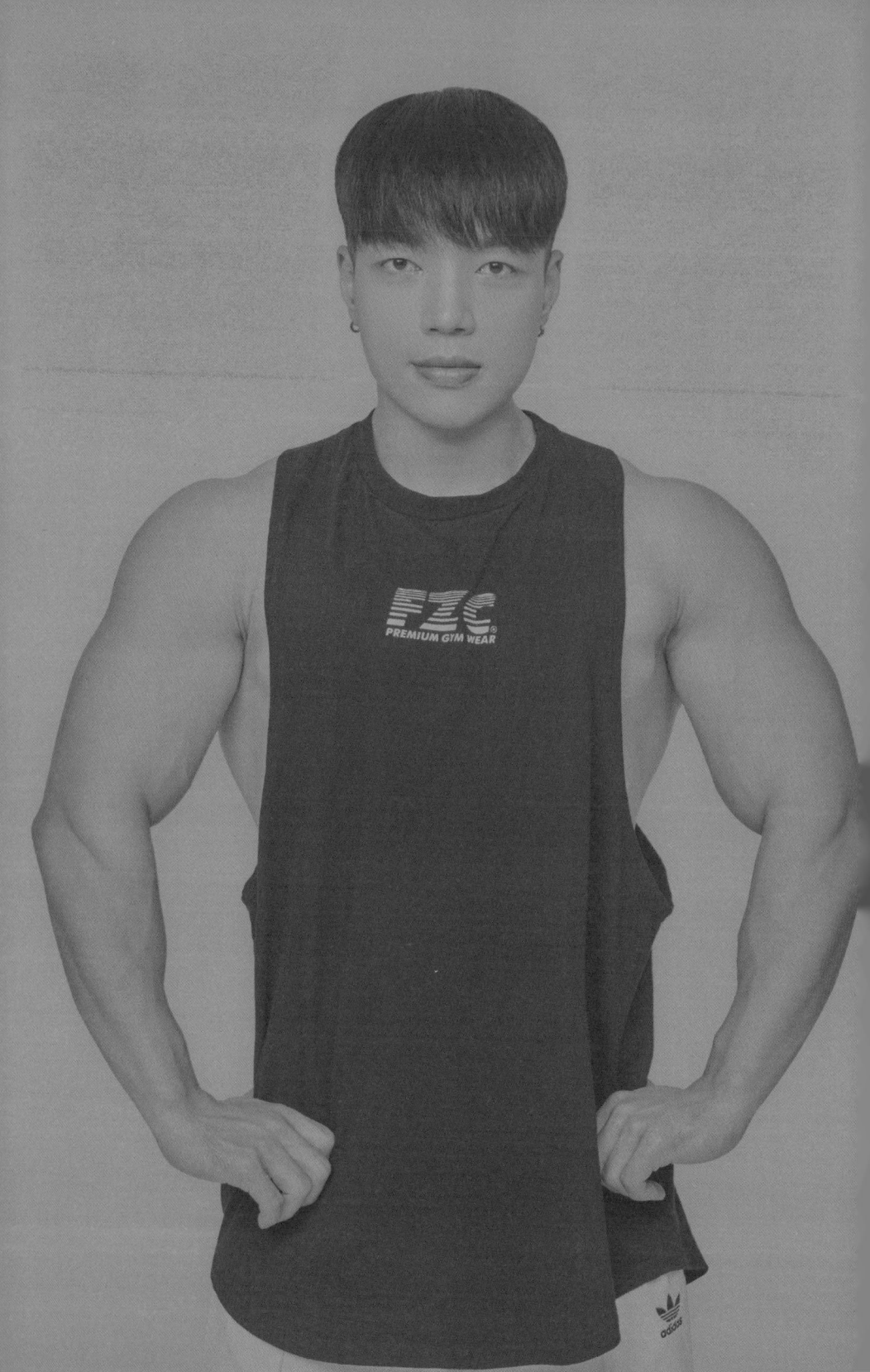

7장

숄더 프레스

이론 | 기초 테크닉 | 주의사항 | 고급팁

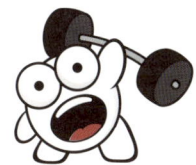

1. 숄더 프레스 기초알기
현대인에게 꼭 필요한 운동

숄더 프레스는 서서 수직으로 바를 미는 운동입니다. 벤치 프레스는 누워서 수평으로 바를 미는 운동입니다. 두 운동 모두 미는 운동이지만 수직으로 미느냐 아니면 수평으로 미느냐에 따라 쓰이는 근육에 차이가 생깁니다.

숄더 프레스는 이름 그대로 어깨가 더 많이 쓰이는 운동이고 벤치 프레스는 가슴의 개입이 높아지는 운동입니다. 미는 각도가 수직에 가까울수록 어깨가 쓰이고 수평에 가까워질수록 가슴의 개입이 높아집니다.

그리고 정확히 운동을 수행하면 표층 어깨 근육뿐만 아니라 심부 어깨 근육인 회전근개도 튼튼하게 만들 수 있는 좋은 운동입니다. 어깨 관절은 티꽂이 위에 올라가 있는 골프공처럼 그리 안정적이지 못합니다. 그 대신 자유도는 높은 관절이죠. 관절의 안정성을 높이기 위해서는 어깨를 1차적으로 감싸고 있는 회전근개 근육을 강화해야 합니다.

많은 현대인들은 자세가 좋지 않습니다. 거북이처럼 목은 앞으로 나와 있으며 등은 뒤로 둥글게 굽어져 있습니다. 또 어깨는 앞으로 말려 있죠. 이렇게 좋지 못한 자세가 지속된다면 어깨는 점점 약해집니다. 어깨를 후방에서 잡아주어야 할 회전근개가 점점 약해져 어깨는 불안정해집니다.

정확한 움직임으로 수행하는 숄더 프레스는 회전근개를 기능적으로 튼튼하게 만듭니다. 단 정확하게 동작을 수행해야 합니다. 흉추는 펴져 있어야 하고 날개뼈에서 상방 회전이 나타나야 합니다. 또 상완골에서 외회전이 나타나 어깨 관절에서 충돌이 일어나지 않습니다.

만약 등이 뒤로 굽어서 팔을 머리 위로 뻗기 힘들다면 먼저 등을 펴고 어깨 주변의 근육을 유연하게 만들어야 합니다. 여타 운동들과 마찬가지로 정확한 움직임이 반복 횟수나 무게보다 우선입니다.

2. 기초 테크닉
현대인에게 꼭 필요한 운동

1. 그립

벤치프레스와 마찬가지로 바는 손목뼈 위에 놓여 있어야 합니다. 손목을 너무 세우면 바가 앞으로 굴러 떨어질 수 있고 손목이 뒤로 너무 젖혀지면 손목에 부담을 줄 수 있으니 주의해야 합니다. 바를 양손으로 잡고 쥐어 짜듯이 비틀면 쉽게 그립을 만들 수 있습니다.

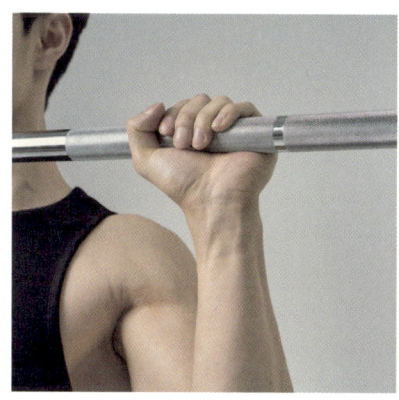 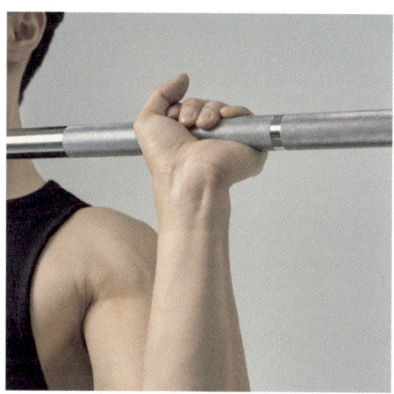

<올바른 그립(좌) / 잘못된 그립(우)>

양손의 간격의 기준은 전완의 각도입니다. 바를 내렸을 때 전완이 바닥과 수직을 이루는 정도의 너비로 바를 잡으면 좋습니다. 이보다 바가 넓거나 좁으면 어깨에 추가적인 토크가 생기거나 팔에 부하가 많이 실려 제대로 힘을 쓸 수 없습니다.

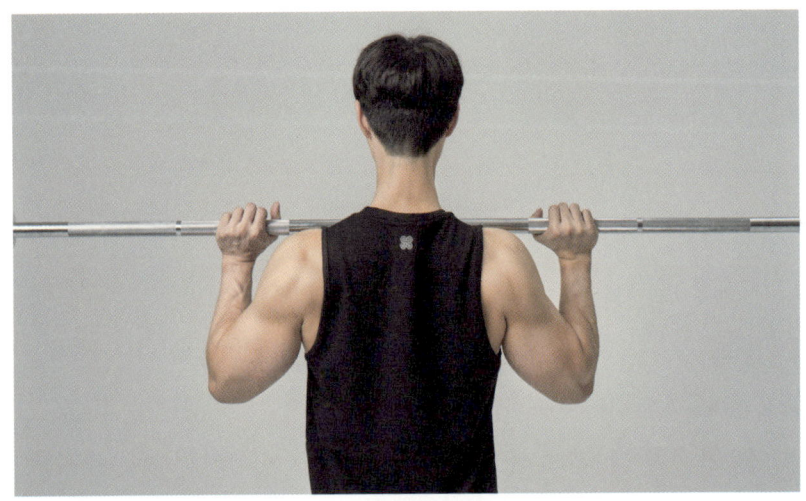

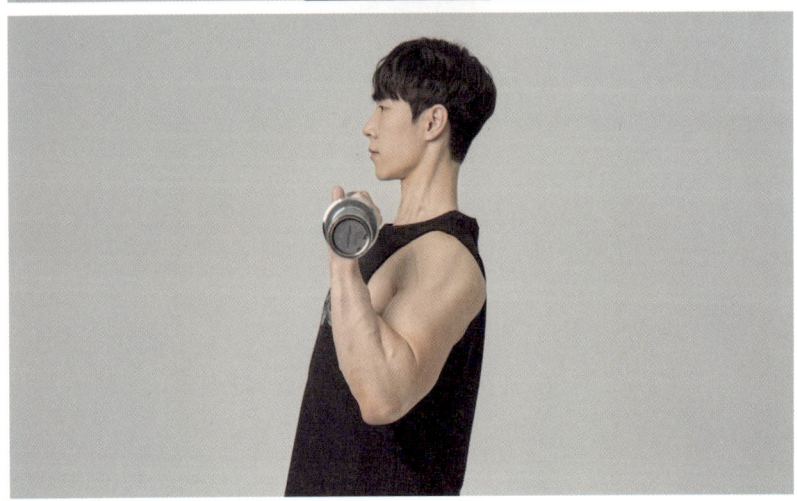

<올바른 바의 간격>

2. 프레스

이제 쇄골 앞에 있는 바를 머리 위로 들어올려야 합니다. 힘을 쓰기 전에 힘을 쓰기에 적합한 상태로 몸을 만들어야 합니다. 체스트 업, 즉 가슴을 들고 복부와 엉덩이, 그리고 발에 힘을 주면 몸통과 하체가 단단해집니다. 안전하게 힘을 쓸 수 있습니다.

수직으로 바를 올리기 위해서는 상체가 약간 뒤로 젖혀져야 합니다. 그렇지 않으면 바가 몸에서 멀어진 상태로 올라가게 되는데 이렇게 되면 모멘트 암이 커져 힘을 쓰기에 불리합니다. 역학적인 이득은 최대한 살리며 바를 들어 올리는 것이 핵심입니다.

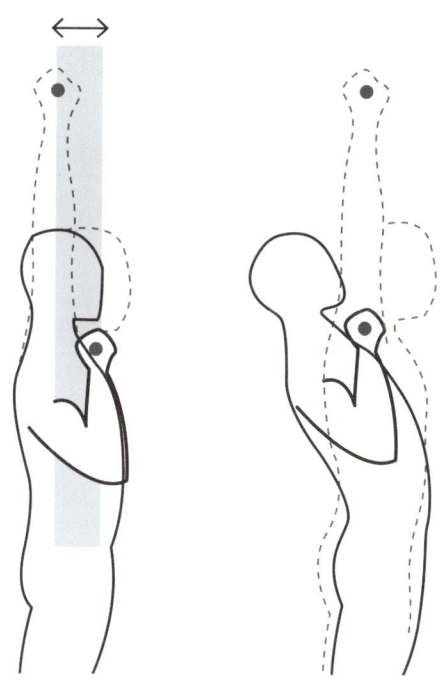

<프레스>

3. 락아웃

바벨을 머리위로 뻗었을 때 팔꿈치는 다 펴져있어야 하며 바와 견갑골, 그리고 미드풋은 수직선상에 위치해야 합니다. 그래야 추가적인 레버리지가 생기지 않습니다.

　이때 팔꿈치는 바깥쪽을 보고 있어야 합니다. 팔꿈치가 바깥쪽을 보고 있다는 것은 상완골의 외회전이 나타나고 있다는 의미입니다. 팔을 머리 위로 뻗었을 때 상완골에서 충분한 외회전이 나타나지 않으면 어깨 관절에서 충돌이 나타날 수 있습니다.

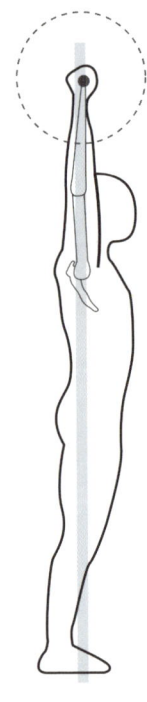

<락아웃>

3. 주의사항
현대인에게 꼭 필요한 운동

1. 충돌이 유발되는 자세

기능적으로 숄더 프레스는 벤치 프레스에 비해 어깨에 좋은 운동입니다. 수평으로 바를 밀어 올릴 때보다 수직으로 바를 밀어 올릴 때 어깨를 감싸고 있는 회전근개가 더 튼튼해지기 때문입니다. 하지만 잘못된 움직임으로 동작을 수행하면 어깨에 충돌이 유발될 수 있습니다.

팔을 머리 위로 뻗을 때 견갑골과 상완골 사이의 움직임은 1:2 비율로 나타나야 합니다. 견갑골이 60도 움직일 때 상완골이 120도 움직이면 견갑골과 상완골의 상호적인 움직임을 이상적이라고 할 수 있고 어깨에서 충돌도 일어나지 않습니다.

하지만 견갑골의 움직임이 제한된 상태에서 상완골에서 과도한 움직임이 나타난다면 어깨에서 충돌이 나타나게 됩니다. 아무것도 들지 않은 상태에서 날개뼈를 고정하고 팔을 들어 올려도 그 느낌을 단번에 느낄 수 있습니다. 만약 여기에 무게까지 실리게 된다면 어깨 관절에 가해지는 스트레스는 더 커집니다.

바벨을 머리 위로 올렸을 때 날개뼈가 상방 회전해야 합니다. 또 팔꿈치는 바깥쪽을 바라보고 있어 외회전을 만들어내야 합니다.

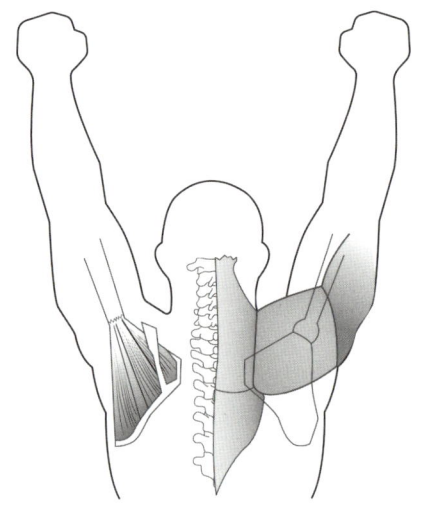

<정상적인 프레스>

2. 허리의 과신전

바를 수직으로 밀어 올리는 동작을 하려면 레이백, 즉 상체가 약간 뒤로 기울어지는 것은 불가피합니다. 발, 허벅지, 엉덩이, 복부에 힘을 주면서 상체를 뒤로 기울이면 허리가 어느 정도 꺾이더라도 주변 근육으로 자극을 상쇄할 수 있습니다.

하지만 주변 근육들을 충분히 개입시키지 못한 상태에서 상체를 뒤로 기울이거나 주변 근육을 충분히 개입시켰다 하더라도 과도하게 상체를 뒤로 기울이면 허리에 부담을 줄 수 있습니다.

3. 실신

운동을 하다 보면 뇌에 가는 혈액이 줄어들어 일시적으로 어지러운 증상이 나타나기도 합니다. 자연스러운 현상이고 시간이 지나면 금방 회복됩니다. 하지만 만약 호흡을 지나치게 참거나 목에 가해지는 압력이 커지게 되면 실신할 수도 있습니다.

  바를 머리 위에 둔 상태에서 실신한다면 상상만 해도 끔찍한 일입니다. 락아웃 자세에서 기절할 것 같은 느낌이 든다면 즉시 바를 랙에 걸어 두거나 바닥에 떨어트려야 합니다. 그리고 즉시 무릎에 손을 대거나 바닥에 앉아야 합니다. 실신은 그 자체로 큰 문제가 없을 수 있으나 넘어지며 다치게 되면 돌이킬 수 없는 부상을 당할 수도 있습니다.

4. 고급 TIP!
핏블리만의 고급정보

1. 푸쉬 프레스

푸쉬 프레스는 하체의 힘과 반동을 이용하는 운동입니다. 엉덩이와 다리의 근육은 어깨와 팔보다 강하고 추친력이 발생하면 더 많은 힘을 낼 수 있기 때문에 푸쉬프레스를 하면 프레스보다 더 많은 무게를 들 수 있습니다.

　하지만 먼저 프레스부터 완벽하게 익히고 푸쉬프레스를 실시하는 것을 추천합니다. 바는 어깨에 단단히 붙이고 발목과 무릎, 고관절을 함께 사용하면 효과적입니다.

2. 레이백

바를 올리고 내릴 때 부득이하게 골반을 앞뒤로 움직여야 합니다. 앞서 설명했듯이 이때 발과 허벅지, 엉덩이, 복부에 단단하게 힘이 들어가 있어야 허리를 보호할 수 있습니다.

가만히 서서 레이백 동작을 연습해 볼 수도 있습니다. 양손을 골반에 대고 앞뒤로 움직입니다. 이때 무릎과 등 하부가 풀리면 안 됩니다.

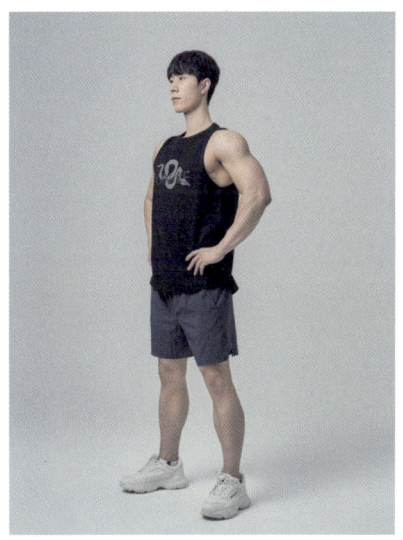 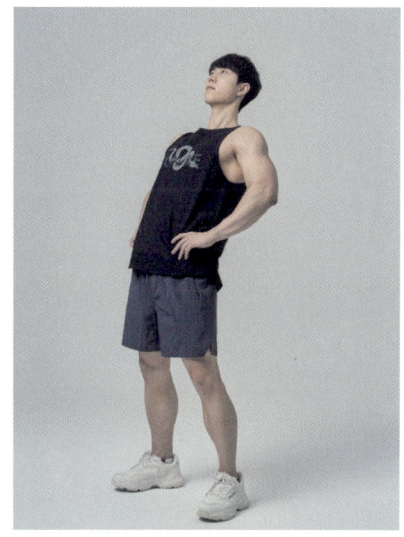

<레이백 연습>

3. 핸드 스탠드

핸드 스탠드는 제대로 된 락아웃 포지션을 잡기 위한 좋은 보조 운동입니다. 손을 바닥에 대고 거꾸로 서게 되면 내 몸의 중심은 양손과 어깨에 위치합니다. 제대로 된 자세를 유지하지 않으면 중심을 잡기도 어렵고 어깨도 불편해집니다.

벽을 등지고 서거나 벽을 바라보고 서서 물구나무를 서서 10초, 20초, 30초 순으로 서서히 시간을 늘려가며 버팁니다. 이때 시선은 양손 가운데를 바라보고 중심을 유지할 수 있도록 노력합니다.

흉추 신전, 날개뼈 상방 회전, 상완골 외회전 등의 핵심적인 움직임에 신경 쓰며 동작을 수행합니다.

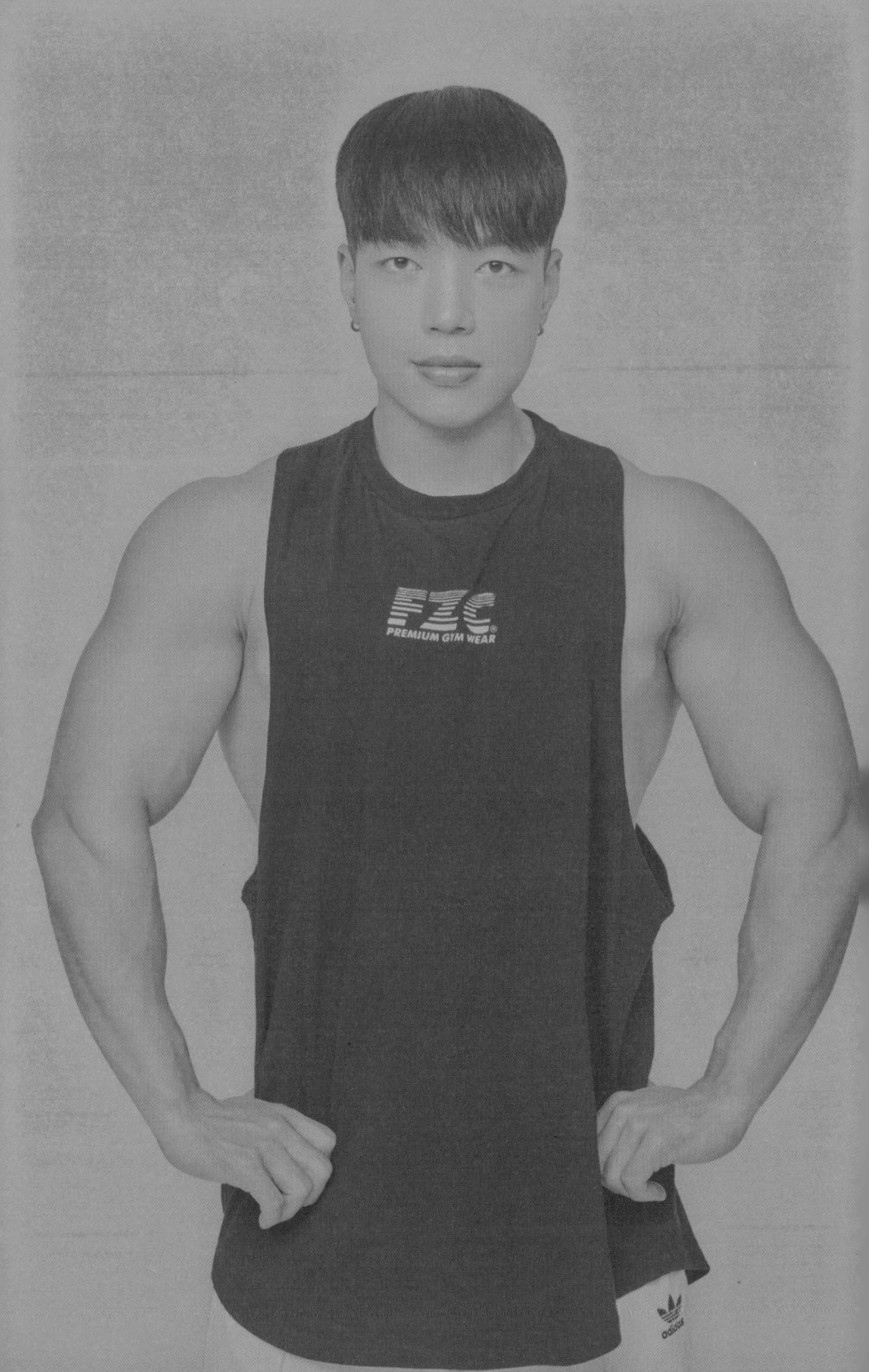

8장

운동프로그램

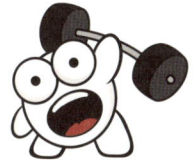

운동 프로그램
STRENGH PROGRAM

사람마다 운동에 할애할 수 있는 시간이 다릅니다. 또 사람마다 운동 목표, 자세, 체력수준, 운동능력이 다르기 때문에 한 가지 운동 프로그램을 특정해서 많은 사람들에게 적용한다는 점에 한계점은 분명 있습니다. 그렇기에 구체적인 운동 프로그램을 보고 따라 하기에 앞서 운동 프로그램의 공식을 먼저 이해하는 것이 좋습니다.

 일주일에 2회 운동 가능하다면 전신운동을 하는 것이 좋습니다. 적어도 일주일에 2번은 모든 근육에 자극을 주어야 근력 유지, 혹은 조금씩 근력 발달을 기대할 수 있습니다. 보통은 메인 운동 전에 파워 운동을 실시하는 것이 좋습니다. 하지만 오롯이 스트렝스 발달의 목적으로 운동한다면 준비 운동 후 메인 운동을 바로 실시해도 좋습니다. 초급자들에게 추천되는 근력운동 프로그램 공식입니다.

 일주일에 3회 운동 가능하다면 2분할 운동을 추천합니다. 밀고/당기는 운동을 교대로 실시하면 좋습니다. 1일차에 하체 밀고, 상체 당기는 운동을 수행하고 2일차에 상체 밀고, 하체 당기는 운동을 수행합니다. 3일차에 다시 상체 당기고, 하체 미는 운동을 수행할 수도 있고 전신운동을 수행할 수도 있습니다. 이처럼 운동빈도가 조금 잦아졌다면 한번에 전신을 다 운동하는 것보다 부위를 나눠 운동하는 것이 더 효과적입니다. 중급자에게 추천되는 근력운동 프로그램 공식입니다.

일주일에 4회 운동 가능하다면 마찬가지로 2분할 운동을 추천합니다. 다만 그 방식을 상체/하체로 나눠서 실시할 수 있습니다. 1일차에는 상체 미는 운동과 당기는 운동을 실시하고 2일차에는 하체 미는 운동과 당기는 운동을 실시합니다. 3일차에는 상체 당기는 운동과 상체 미는 운동을 4일차에는 하체 당기는 운동과 미는 운동을 실시합니다. 상급자에게 추천되는 근력운동 프로그램 공식입니다.

이 공식 말고도 3분할, 4분할, 5분할, 서킷 트레이닝 등 다양한 운동 프로그램이 존재합니다. 오늘 제시해 드리는 공식은 스트렝스와 움직임의 균형에 초점을 맞춘 일반적인 근력운동 프로그램입니다.

2 WEEK STRENGTH PROGRAM

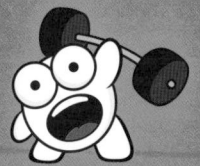

주 2회 스트렝스 프로그램 - 전신

	하체 밀기			상체 당기기		
메인운동 (1일차)	가동성			가동성		

	하체 당기기			상체 밀기		
보조운동 (1일차)						
	코어			코어		

	상체 밀기			하체 당기기		
메인운동 (2일차)	가동성			가동성		

	상체 당기기			하체 밀기		
보조운동 (2일차)						
	코어			코어		

주 3회 스트렝스 프로그램 - 밀고, 당기기

	상체 밀기			하체 당기기		
	가동성			가동성		
메인운동 (1일차)						

	하체 당기기			상체 밀기		
보조운동 (1일차)						
	코어			코어		

	하체 밀기			상체 당기기		
	가동성			가동성		
메인운동 (2일차)						

	상체 당기기			하체 밀기		
보조운동 (2일차)						
	코어			코어		

주 4회 스트렝스 프로그램 - 상체, 하체

	상체 밀기			상체 당기기		
	가동성			가동성		
메인운동 (1일차)						

	상체 밀기			상체 당기기		
보조운동 (1일차)						
	코어			코어		

	하체 밀기			하체 당기기		
	가동성			가동성		
메인운동 (2일차)						

	하체 밀기			하체 당기기		
보조운동 (2일차)						
	코어			코어		

주 2회 프로그램 - 1일차

	1주차		2주차		3주차	
	갯수	무게	갯수	무게	갯수	무게
메인운동 (1일차)	바벨 백 스쿼트 (Back Squat - BB) (발목 가동성 스트레치)					
	15ea		12ea		10ea	
	15ea		12ea		10ea	
	10ea		8ea		6ea	
	10ea		8ea		6ea	
			8ea		6ea	
	원 암 덤벨 로우 (Row - 1ARM DB) (광배근 스트레치)					
	15ea		12ea		10ea	
	15ea		12ea		10ea	
	10ea		8ea		6ea	
			8ea		6ea	

	1주차		2주차		3주차	
	갯수	무게	갯수	무게	갯수	무게
보조운동 (1일차)	덤벨 루마니안 데드리프트 (Romanian Deadlift - DB)					
	12ea		15ea		15ea	
	12ea		15ea		15ea	
	싱글 레그 로잉 (Single Leg Rowing)					
	30s		40s		40s	
	30s		40s		40s	
	바벨 벤치 프레스 (Bench Press - BB)					
	12ea		15ea		15ea	
	12ea		15ea		15ea	
	비대칭 플랭크 (Diagonal Plank)					
	30s		40s		40s	
	30s		40s		40s	

STRENGTH TRAINING

VIDEO LINK

메인 운동

바벨 백 스쿼트

발목 가동성 스트레치

원 암 덤벨 로우

광배근 스트레치

보조 운동

덤벨 루마니안 데드리프트

싱글 레그 로잉

바벨 벤치 프레스

비대칭 플랭크

주 2회 프로그램 - 2일차

	1주차		2주차		3주차	
	갯수	무게	갯수	무게	갯수	무게
메인운동 (2일차)	바벨 루마니안 데드리프트 (Romanian Deadlift - BB) (힙 힌지)					
	15ea		12ea		10ea	
	15ea		12ea		10ea	
	10ea		8ea		6ea	
	10ea		8ea		6ea	
			8ea		6ea	
	바벨 숄더 프레스 (Shoulder Press - BB) (90/90 스트레치)					
	15ea		12ea		10ea	
	15ea		12ea		10ea	
	10ea		8ea		6ea	
			8ea		6ea	

	1주차		2주차		3주차	
	갯수	무게	갯수	무게	갯수	무게
보조운동 (2일차)	덤벨 스플릿 스쿼트 (Split Squat - DB)					
	12ea		15ea		15ea	
	12ea		15ea		15ea	
	버드독 (Bird Dog)					
	30s		40s		40s	
	30s		40s		40s	
	케이블 풀 다운 (Pull Down - CB)					
	12ea		15ea		15ea	
	12ea		15ea		15ea	
	사이드 플랭크 (Side Plank)					
	30s		40s		40s	
	30s		40s		40s	

VIDEO LINK

메인 운동

바벨 루마니안 데드리프트

힙 힌지

바벨 숄더 프레스

90/90 스트레치

보조 운동

덤벨 스플릿 스쿼트

버드독

케이블 풀 다운

사이드 플랭크

3 WEEK
STRENGTH PROGRAM

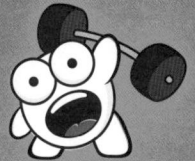

주 3회 프로그램 - 1일차

	1주차		2주차		3주차	
	갯수	무게	갯수	무게	갯수	무게
메인운동 (1일차)	바벨 데드리프트 (Deadlift - BB) (힙 힌지)					
	15ea		12ea		10ea	
	15ea		12ea		10ea	
	10ea		8ea		6ea	
	10ea		8ea		6ea	
			8ea		6ea	
	바벨 숄더 프레스 (Shoulder Press - BB) (90/90 스트레치)					
	15ea		12ea		10ea	
	15ea		12ea		10ea	
	10ea		8ea		6ea	
			8ea		6ea	

	1주차		2주차		3주차	
	갯수	무게	갯수	무게	갯수	무게
보조운동 (1일차)	덤벨 시티드 숄더 프레스 (Seated Shoulder Press - DB)					
	12ea		15ea		15ea	
	12ea		15ea		15ea	
	데드벅 (Dead Bug)					
	30s		40s		40s	
	30s		40s		40s	
	덤벨 루마니안 데드리프트 (Romanian Deadlift - DB)					
	12ea		15ea		15ea	
	12ea		15ea		15ea	
	사이드 플랭크 (Side Plank)					
	30s		40s		40s	
	30s		40s		40s	

VIDEO LINK

주 3회 프로그램 - 2일차

		1주차		2주차		3주차	
		갯수	무게	갯수	무게	갯수	무게
메인운동 (2일차)	바벨 스쿼트 (Sqaut - BB) (발목 가동성 스트레치)						
		15ea		12ea		10ea	
		15ea		12ea		10ea	
		10ea		8ea		6ea	
		10ea		8ea		6ea	
				8ea		6ea	
	원 암 덤벨 로우 (Row - 1ARM DB) (광배근 스트레치)						
		15ea		12ea		10ea	
		15ea		12ea		10ea	
		10ea		8ea		6ea	
				8ea		6ea	

		1주차		2주차		3주차	
		갯수	무게	갯수	무게	갯수	무게
보조운동 (2일차)	엘리베이티드 덤벨 스플릿 스쿼트 (Rear Foot Elevated Split Squat - DB)						
		12ea		15ea		15ea	
		12ea		15ea		15ea	
	플랭크 쏘우 (Plank Saw)						
		30s		40s		40s	
		30s		40s		40s	
	랫 풀 다운 (Lat Pulldown)						
		12ea		15ea		15ea	
		12ea		15ea		15ea	
	수트케이스 캐리 (Suitcase Carry)						
		30s		40s		40s	
		30s		40s		40s	

VIDEO LINK

메인 운동

바벨 스쿼트

발목 가동성 스트레치

원 암 덤벨 로우

광배근 스트레치

보조 운동

엘리베이티드 덤벨 스플릿 스쿼트

플랭크 쏘우

랫 풀 다운

수트케이스 캐리

주 3회 프로그램 - 3일차

		1주차		2주차		3주차	
		갯수	무게	갯수	무게	갯수	무게
메인운동 (3일차)	바벨 벤치 프레스 (Bench Press - BB) (캣 카우 스트레칭)						
		15ea		12ea		10ea	
		15ea		12ea		10ea	
		10ea		8ea		6ea	
		10ea		8ea		6ea	
				8ea		6ea	
	덤벨 루마니안 데드리프트 (Romanian Deadlift - DB) (햄스트링 스트레칭)						
		15ea		12ea		10ea	
		15ea		12ea		10ea	
		10ea		8ea		6ea	
				8ea		6ea	

		1주차		2주차		3주차	
		갯수	무게	갯수	무게	갯수	무게
보조운동 (3일차)	풀업 - 신장성 수축 (Pull up - Eccentric only)						
		12ea		15ea		15ea	
		12ea		15ea		15ea	
	비대칭 플랭크 (Diagonal Plank)						
		30s		40s		40s	
		30s		40s		40s	
	덤벨 리버스 런지 (Reverse Lunge - DB)						
		12ea		15ea		15ea	
		12ea		15ea		15ea	
	스트레이트 싯업 (Straight Sit Up)						
		30s		40s		40s	
		30s		40s		40s	

VIDEO LINK

메인 운동

바벨 벤치 프레스

캣 카우 스트레치

덤벨 루마니안 데드리프트

햄스트링 스트레치

보조 운동

풀업-신장성 수축

비대칭 플랭크

덤벨 리버스 런지

스트레이트 싯업

4 WEEK STRENGTH PROGRAM

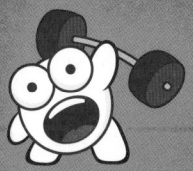

주 4회 프로그램 - 1일차

메인운동 (1일차)	1주차		2주차		3주차	
	갯수	무게	갯수	무게	갯수	무게
	바벨 스쿼트 (Sqaut - BB) (발목 가동성 스트레치)					
	15ea		12ea		10ea	
	15ea		12ea		10ea	
	10ea		8ea		6ea	
	10ea		8ea		6ea	
			8ea		6ea	
	덤벨 루마니안 데드리프트 (Romanian Deadlift - DB) (햄스트링 스트레치)					
	15ea		12ea		10ea	
	15ea		12ea		10ea	
	10ea		8ea		6ea	
			8ea		6ea	

보조운동 (1일차)	1주차		2주차		3주차	
	갯수	무게	갯수	무게	갯수	무게
	엘리베이티드 덤벨 스플릿 스쿼트 (Rear Foot Elevated Split Squat - DB)					
	12ea		15ea		15ea	
	12ea		15ea		15ea	
	싱글 레그 로잉 (Single Leg Rowing)					
	30s		40s		40s	
	30s		40s		40s	
	리버스 백 익스텐션 (Reverse Back Extension)					
	12ea		15ea		15ea	
	12ea		15ea		15ea	
	사이드 플랭크 (Side Plank)					
	30s		40s		40s	
	30s		40s		40s	

VIDEO LINK

매인 운동

바벨 스쿼트

발목 가동성 스트레치

덤벨 루마니안 데드리프트

햄스트링 스트레치

보조 운동

엘리베이티드 덤벨 스플릿 스쿼트

싱글 레그 로잉

리버스 백 익스텐션

사이드 플랭크

주 4회 프로그램 - 2일차

	1주차		2주차		3주차	
	갯수	무게	갯수	무게	갯수	무게
메인운동 (2일차)	바벨 숄더 프레스 (Shoulder Press - BB) (90/90 스트레치)					
	15ea		12ea		10ea	
	15ea		12ea		10ea	
	10ea		8ea		6ea	
	10ea		8ea		6ea	
			8ea		6ea	
	원 암 덤벨 로우 (Row - 1ARM DB) (광배근 스트레치)					
	15ea		12ea		10ea	
	15ea		12ea		10ea	
	10ea		8ea		6ea	
			8ea		6ea	

	1주차		2주차		3주차	
	갯수	무게	갯수	무게	갯수	무게
보조운동 (2일차)	덤벨 시티드 숄더 프레스 (Seated Shoulder Press - DB)					
	12ea		15ea		15ea	
	12ea		15ea		15ea	
	데드벅 (Dead Bug)					
	30s		40s		40s	
	30s		40s		40s	
	풀업 - 신장성 수축 (Pull up - Eccentric only)					
	12ea		15ea		15ea	
	12ea		15ea		15ea	
	비대칭 플랭크 (Diagonal Plank)					
	30s		40s		40s	
	30s		40s		40s	

VIDEO LINK

메인 운동

바벨 숄더 프레스

90/90 스트레치

원 암 덤벨 로우

광배근 스트레치

보조 운동

덤벨 시티드 숄더 프레스

데드벅

풀업-신장성 수축

비대칭 플랭크

주 4회 프로그램 - 3일차

<table>
<tr><th rowspan="2"></th><th colspan="2">1주차</th><th colspan="2">2주차</th><th colspan="2">3주차</th></tr>
<tr><th>갯수</th><th>무게</th><th>갯수</th><th>무게</th><th>갯수</th><th>무게</th></tr>
<tr><td rowspan="10">메인운동
(3일차)</td><td colspan="6">바벨 데드리프트 (Deadlift - BB)
(힙 힌지)</td></tr>
<tr><td>15ea</td><td></td><td>12ea</td><td></td><td>10ea</td><td></td></tr>
<tr><td>15ea</td><td></td><td>12ea</td><td></td><td>10ea</td><td></td></tr>
<tr><td>10ea</td><td></td><td>8ea</td><td></td><td>6ea</td><td></td></tr>
<tr><td>10ea</td><td></td><td>8ea</td><td></td><td>6ea</td><td></td></tr>
<tr><td></td><td></td><td>8ea</td><td></td><td>6ea</td><td></td></tr>
<tr><td colspan="6">덤벨 싱글 레그 스쿼트 (Single Leg Squat - DB)
(미니밴드 힙 로테이션)</td></tr>
<tr><td>15ea</td><td></td><td>12ea</td><td></td><td>10ea</td><td></td></tr>
<tr><td>15ea</td><td></td><td>12ea</td><td></td><td>10ea</td><td></td></tr>
<tr><td>10ea</td><td></td><td>8ea</td><td></td><td>6ea</td><td></td></tr>
<tr><td></td><td></td><td>8ea</td><td></td><td>6ea</td><td></td></tr>
</table>

<table>
<tr><th rowspan="2"></th><th colspan="2">1주차</th><th colspan="2">2주차</th><th colspan="2">3주차</th></tr>
<tr><th>갯수</th><th>무게</th><th>갯수</th><th>무게</th><th>갯수</th><th>무게</th></tr>
<tr><td rowspan="9">보조운동
(3일차)</td><td colspan="6">프론트 스쿼트 (Front Squat)</td></tr>
<tr><td>12ea</td><td></td><td>15ea</td><td></td><td>15ea</td><td></td></tr>
<tr><td>12ea</td><td></td><td>15ea</td><td></td><td>15ea</td><td></td></tr>
<tr><td colspan="6">데드벅 (Dead Bug)</td></tr>
<tr><td>30s</td><td></td><td>40s</td><td></td><td>40s</td><td></td></tr>
<tr><td>30s</td><td></td><td>40s</td><td></td><td>40s</td><td></td></tr>
<tr><td colspan="6">덤벨 싱글 레그 루마니안 데드리프트 (Single Leg Romanian Deadlift - DB)</td></tr>
<tr><td>12ea</td><td></td><td>15ea</td><td></td><td>15ea</td><td></td></tr>
<tr><td>12ea</td><td></td><td>15ea</td><td></td><td>15ea</td><td></td></tr>
<tr><td colspan="6">스트레이트 싯업 (Straight Sit Up)</td></tr>
</table>

<table>
<tr><td>30s</td><td></td><td>40s</td><td></td><td>40s</td><td></td></tr>
<tr><td>30s</td><td></td><td>40s</td><td></td><td>40s</td><td></td></tr>
</table>

VIDEO LINK

메인 운동

바벨 데드리프트	힙 힌지
덤벨 싱글 레그 스쿼트	미니밴드 힙 로테이션

보조 운동

프론트 스쿼트	데드벅
덤벨 싱글 레그 루마니안 데드리프트	스트레이트 싯업

주 4회 프로그램 - 4일차

	1주차		2주차		3주차	
	갯수	무게	갯수	무게	갯수	무게
메인운동 (4일차)	풀업 (Pull Up) (광배근 스트레치)					
	15ea		12ea		10ea	
	15ea		12ea		10ea	
	10ea		8ea		6ea	
	10ea		8ea		6ea	
			8ea		6ea	
	바벨 벤치프레스 (Bench Press - BB) (캣 카우 스트레치)					
	15ea		12ea		10ea	
	15ea		12ea		10ea	
	10ea		8ea		6ea	
			8ea		6ea	

	1주차		2주차		3주차	
	갯수	무게	갯수	무게	갯수	무게
보조운동 (4일차)	케이블 풀다운 (Pull down - CB)					
	12ea		15ea		15ea	
	12ea		15ea		15ea	
	버드독 (Bird Dog)					
	30s		40s		40s	
	30s		40s		40s	
	덤벨 벤치프레스 (Bench Press - DB)					
	12ea		15ea		15ea	
	12ea		15ea		15ea	
	수트케이스 캐리 (Suitcase Carry)					
	30s		40s		40s	
	30s		40s		40s	

VIDEO LINK

메인 운동

풀업

광배근 스트레치

바벨 벤치프레스

캣 카우 스트레치

보조 운동

케이블 풀다운

버드독

덤벨 벤치프레스

수트케이스 케리

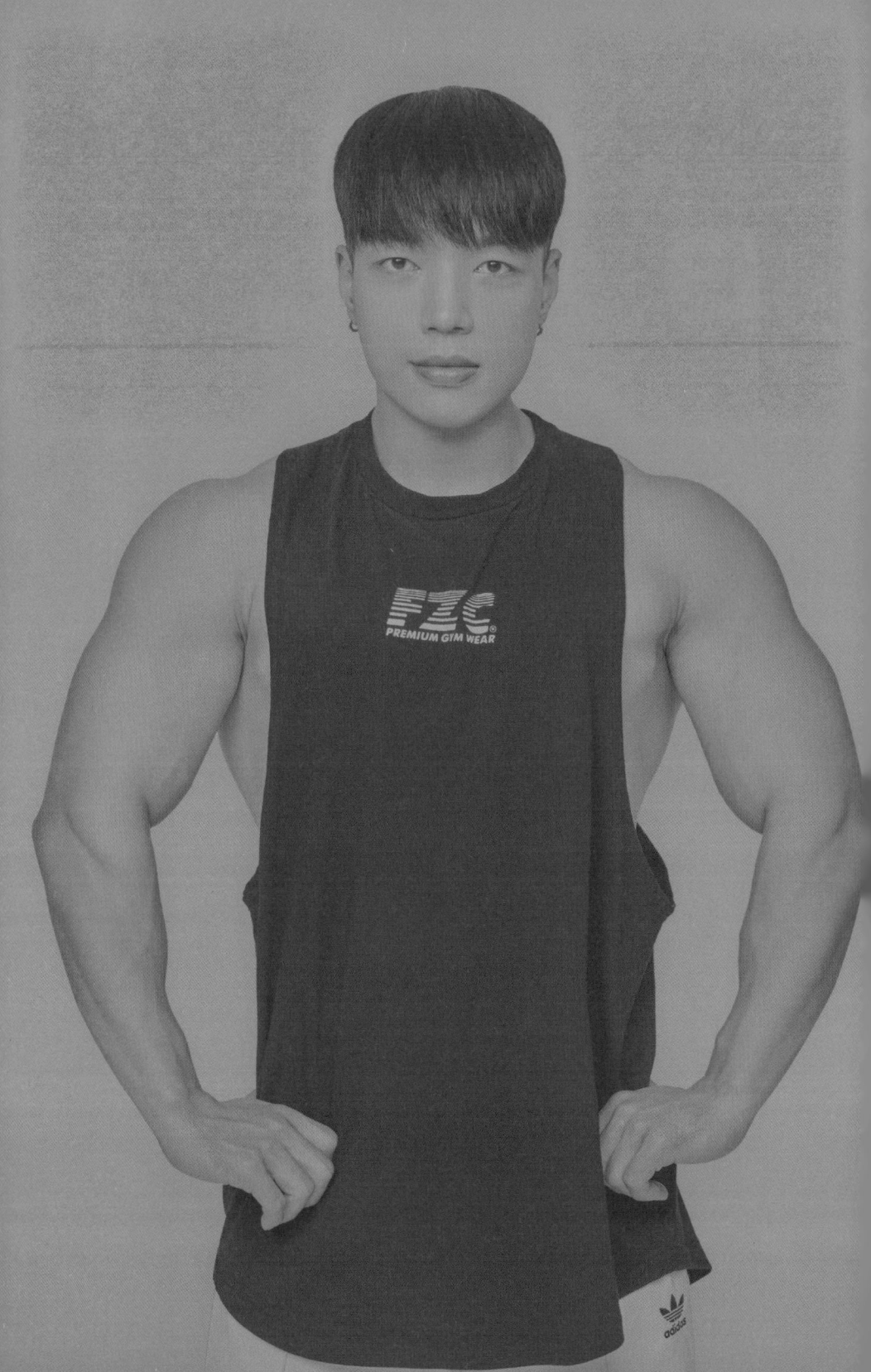

9장

자주하는 질문

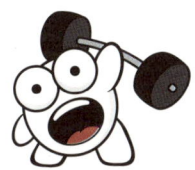

운동장비

Q1. 홈짐을 만들려는데 세팅은 어떻게 해야 할까요?

바벨 운동을 하려면 헬스장에 가거나 장비를 사야 합니다. 여건이 된다면 장비가 마련되어 있는 헬스장에 가서 운동하는 것을 추천합니다. 하지만 최근 코로나 바이러스로 인해 사람들이 많이 모이는 장소에 가기를 꺼려 하는 분들이 많이 생겼습니다.

만약 집에서 바벨 운동을 하고 싶다면 스쿼트 랙, 바벨, 원판, 에버롤 정도는 사서 홈짐을 꾸려야 합니다. 스쿼트 랙은 파워랙과 하프랙으로 나뉩니다. 공간이 충분하다면 파워랙을, 그렇지 않다면 하프랙을 추천합니다. 제조사에 따라 가격은 천차만별입니다. 카이져에서 판매하는 파워랙은 2,000만원에 육박하고 작은 회사에 만든 저렴한 하프랙은 10만원도 안합니다. 적절한 타협점을 찾아야 합니다.

개인적으로는 50-100만원 정도 예산 내에서 스쿼트 랙을 구매하시는 것을 추천합니다. 그리고 가격도 가격이지만 내구성이 가장 중요합니다. 구매후기를 보고 튼튼한 제품을 선택해야 합니다.

바도 가격은 천차만별입니다. 300만원에 가까운 올림픽 바도 있고 5만원 미만의 저렴한 바도 있습니다. 20-40만원 정도 예산 내에서 구매하시는 것을 추천합니다. 바의 무게는 기본적으로 20kg이지만 길이에 따라 15kg 10kg 로 낮아지기도 합니다. 기초 근력이 약한 여성분들은 운동 초기에 기본 바가 무겁게 느껴질 수도 있습니다. 가벼운 바를 구매해서 운동 시작하시길 추천드립니다. 하지만 꾸준히 운동하다 보면 기초 근력은 금방 향상되어 20kg 정도의 바는 그리 무겁게 느껴지지 않습니다.

원판은 20kg, 15kg, 10kg, 5kg, 2.5kg, 1.25kg 등 무게를 구분하여 구매하면 좋습니다. 무게를 올릴 때 세부적인 무게 조절이 필요합니다. 남성분들에 비해 여성분들이 운동할 때, 그리고 하체 운동에 비해 상체 운동 시 작은 원판이 필요합니다.

다세대주택에 살고 있다면 층간 소음이 발생하지 않도록 주의해야 합니다. 스쿼트 랙 아래 최소한 에버롤을 깔아 이웃집에 피해가 가지 않도록 주의하세요.

운동장비

Q2. 허리 보호대와 스트랩은 필수인가요?

허리 보호대는 고중량 운동 시 더 많은 무게를 들 수 있도록 도와줍니다. 파워 리프팅 시합을 보면 열이면 열, 모두 허리 보호대를 착용하고 운동합니다. 분명 운동에 도움 되는 장비이기는 하나 낮은 무게에서는 허리 보호대 없이 운동하시길 추천합니다. 능동적인 노력으로 허리 주변의 근육이 강화될 때 우리 몸은 더 튼튼해질 수 있습니다.

   스트랩도 마찬가지입니다. 바에 스트랩을 칭칭 감으면 손에 힘을 주지 않고도 바벨을 들 수 있습니다. 그렇지만 스트랩에 너무 의존해서 운동하다 보면 전완근의 힘을 잃어버릴 수 있습니다. 평소에는 맨손으로 운동하고 고중량의 운동 시에만 간헐적으로 사용하시길 추천합니다.

운동장비

Q3. 역도화는 왜 신는 건가요?

역도화는 뒷굽이 높고 쿠션이 없습니다. 리프팅과 같은 운동을 할 때 역학적인 힘의 이득이 생기게 됩니다. 런닝화를 신고 스쿼트를 해보고 역도화를 신고 스쿼트를 해보면 그 차이를 바로 느낄 수 있습니다.

그리고 역도화를 신을 때는 평소에 신는 신발보다 한 치수 작게 신어야 합니다.

부상

Q1. 몸이 망가지는 신호?

보통 운동을 하다 보면 숨이 차오르고 땀도 나고 근육은 부풀어 오릅니다. 가만히 있을 때보다 힘든 게 정상입니다. 힘들다면 제대로 하고 있다는 증거입니다. 하지만 그 힘듦에도 좋은 것이 있고 나쁜 것이 있습니다.

앞서 설명했듯이 좋은 힘듦은 숨이 차고 땀도 나고 근육에 느껴지는 자극 등으로 확인할 수 있습니다. 운동을 하면 평소보다 더 많은 산소와 에너지가 필요하고 근육에 혈액이 몰리기 때문에 이와 같은 현상이 나타납니다.

반면에 나쁜 힘듦도 있습니다. 머리가 지끈거리거나 어지러워 서있기 어렵고 무릎이나 허리, 어깨와 같은 관절 부위가 불편하다면 뭔가 운동을 잘못하고 있다는 신호입니다. 이러한 신호를 무시하고 운동한다면 몸에 큰 부상을 초래할 수도 있기 때문에 주의해야 합니다.

보통 운동강도가 높거나 휴식시간이 너무 짧으면 어지러울 수 있습니다. 또 심혈관계 질환이나 고혈압 등 대사증후군에 해당된다면 운동강도를 낮춰야 합니다. 관절은 혈관 분포가 거의 없는 결합조직입니다. 다치면 회복이 안된다고 생각하고 아껴서 써야 합니다.

부상

Q2. 허리를 보호하려면?

제대로 된 테크닉으로 운동한다면 허리는 되려 튼튼해집니다. 척추의 정렬만 바르다면 척추에 가해지는 전단력을 허리 근육이 버텨내고 이 과정에서 허리는 강화됩니다. 하지만 불량한 자세로 운동한다면 허리 부상의 위험성은 높아집니다.

스쿼트를 할 때 허리를 세운다고 과신전을 하거나 등이 둥글게 말린 상태에서 데드리프트를 하지 않도록 주의해야 합니다. 만약 아무리 노력해도 코어에 힘이 들어가지 않다면 운동 중간중간 코어 안정화 운동을 해주는 것이 좋습니다.

전체적으로 힘을 쓸 때 특정 부위에 힘을 주기 어렵기 때문에 보충수업을 해주는 겁니다. 스쿼트를 한 세트 하고 데드벅 20회 혹은 버드독 10회, 이렇게 근력운동과 안정화 운동을 섞어서 진행하면 좋습니다.

부상

Q3. 어깨와 무릎

어깨는 다치기 쉬운 관절입니다. 올바른 테크닉으로 운동한다 하더라도 편향된 운동은 어깨 불균형을 가속화할 수 있습니다. 벤치 프레스는 가장 인기가 많은 상체 운동입니다. 이 운동만 너무 많이 하다 보면 어깨의 과도한 내회전을 유발할 수 있고 어깨 후면이 약해질 수 있습니다.

미는 운동을 1번 했다면 당기는 운동을 1번 포함시켜 어깨 앞뒤의 균형을 맞추어야 합니다. 당기는 운동은 덤벨 원암 로우, 랫 풀 다운, 풀 업, 인버티드 로우 등이 있습니다.

무릎의 좌우 정렬이 흔들려서 다칠 수 있습니다. 스쿼트 할 때 무릎이 안으로 모이는 현상이 가장 대표적입니다. 무릎이 모이는데 여러 가지 이유가 있으나 일반적으로 보폭을 넓게 유지하고 무릎을 발끝 방향으로 유지하고 운동하면 해결됩니다. 이렇게 무릎이 바깥쪽으로 회전할 때 엉덩이 바깥쪽에 붙어있는 외회전근이 개입되며 무릎의 안정성은 높아집니다.

무릎이 앞으로 밀려 무릎을 다칠 수도 있습니다. 보통 이 경우는 고관절보다 무릎 관절을 더 많이 쓰는 움직임 패턴이 원인인 경우가 많습니다. 앉았다 일어날 때 고관절을 더 많이 써서 앉을 수 있도록 연습해야 합니다.

과부하

Q1. 안전하게 증량하는 방법은?

우리 몸은 적응력이 굉장히 빠르기 때문에 때가 되면 운동강도를 높여야 합니다. 그래야 몸이 정체되지 않고 성장할 수 있습니다. 사람마다 정신력, 자세, 체력, 근력 등이 차이가 있기에 몸이 운동에 적응하는 속도는 다를 수 있습니다. 하지만 사람은 모두 똑같은 생리학적 구조와 기능을 가지고 있습니다.

일반적으로 몸이 운동에 적응하는 기전을 이해하면 운동을 더 나아가야 할 때와 멈춰야 할 때를 구분할 수 있습니다. 배가 고플 때는 밥만 먹어도 꿀맛입니다. 반대로 배가 부르면 진수성찬도 당기지 않습니다. 몸의 컨디션에 집중해서 적당한 타이밍에 증량도 하고 때로는 쉬기도 하여 전략적으로 운동한다면 안전하게 근력을 증진시킬 수 있습니다.

과부하

Q2. 무게와 반복 횟수

　훈련의 제1원칙은 정확히 운동 기술을 배우는 것입니다. 테크닉이 익숙해졌다면 낮은 강도에서 반복 횟수는 높여 근지구력을 목적으로 3-4주 운동하고, 중간 강도에서 반복 횟수는 줄여 근비대를 목적으로 3-4주 운동합니다. 마지막으로 높은 강도에서 반복 횟수는 줄여 최대 근력, 혹은 파워를 목적을 3-4주 운동합니다. 이것이 전형적인 선형 주기화 모형입니다. 각 주기마다 3-4일에서 1주 휴식을 취하면 좋습니다. 초보자라면 이렇게 단계를 밟아가며 운동하는 것이 좋습니다.

　운동 경험이 충분하거나 운동에 할애할 기간이 짧다면 운동 강도는 높이고 낮추는 것을 섞어가며 운동하는 것을 추천합니다. 예를 들어서 일주일에 3일 운동한다면 1일차에는 최대 근력 및 파워 운동을 2일차에는 근지구력 운동을 3일차에는 근비대 운동을 하면 좋습니다. 이를 비선형 주기화 모형이라고 합니다. 중급자 이상에게 추천되는 방식입니다.

과부하

Q3. 운동 지속시간

운동 지속시간이 지나치게 길다면 면역력의 저하가 올 수 있습니다. 준비운동과 정리운동을 제외하고 60-90분 이상의 운동은 면역체계에 부정적인 영향을 줄 수 있습니다. 또 운동 후 무리하게 몸을 움직이는 것도 좋지 않습니다. 운동을 제법 강도 있게 실시했다면 적당히 쉴 수 있는 시간을 마련해야 합니다.

영양과 휴식

Q1. 먹고 쉬는 것도 훈련의 일부?

운동은 몸에 저장된 에너지를 쓰는 일입니다. 식사는 몸에 에너지를 저장하는 일입니다. 자동차도 기름 없이 주행할 수 없고 어떤 기름을 넣느냐에 따라 에너지 효율이 달라집니다. 사람도 마찬가지입니다. 음식은 우리 몸의 연료다는 생각으로 식사를 챙겨 먹으면 좋습니다.

운동을 하면 몸의 각 시스템에 부하가 걸립니다. 기계도 계속해서 가동하면 고장 나듯이 우리 몸도 적당한 휴식이 필요합니다. 면역 체계, 근육, 신경계가 지치지 않도록 정기적인 휴식이 필요합니다.

영양과 휴식

Q2. 영양은 어떻게?

탄수화물은 우리 몸의 주 에너지원입니다. 간과 근육이 2,000-2,500kcal 정도 저장될 수 있으며 대부분의 운동 시 1차적인 에너지원으로 쓰입니다. 고갈되지 않도록 평상 시 꾸준히 섭취해야 합니다. 만약 탄수화물이 고갈되면 인지능력 저하, 운동수행능력에도 악영향을 미칠 수 있습니다. 3-4시간 간격으로 적당량을 섭취할 수 있도록 신경씁니다. 백미, 식빵과 같은 흰 탄수화물보다 잡곡밥, 호밀빵과 같은 갈색 탄수화물이 더 좋습니다.

단백질은 신체 조직과 구조를 형성하고 복구하는 역할을 합니다. 또 호르몬, 효소, 조절 펩티드의 합성과 관련이 있으며, 탄수화물의 섭취가 충분하지 않을 경우에 에너지로 사용될 수도 있습니다. 일반적으로 적당한 단백질 섭취 권장량은 전체 칼로리의 15-30%입니다.

지방은 우리 몸을 보호하는 역할을 합니다. 피부 아래층에 쌓여 체온을 유지하기도 하며, 에너지를 제공하는 것 이외에도 세포막을 구성하기도 합니다. 지방은 1g당 약 9kcal의 열량을 내는 영양소로써 중요한 에너지원이지만 과잉 섭취하면 과도하게 채내에 쌓일 수 있으니 주의해야 합니다.

지방산은 형태에 따라 포화지방산과 불포화지방산으로 나뉘며 불포화지방산은 불포화된 정도에 따라 단일불포화지방산과 다가불포화지방산으로 분류됩니다. 다가불포화지방산은 체내에서 만들어지지 않지만 적절한 건강과 체내 기능에 필수적인 지방입니다. 반면에 포화지방산은 나쁜 콜레스테롤(LDL)을 증가시키기 때문에 심장질환의 위험요소와 관련이 있으며, 불포화지방산은 좋은 콜레스테롤을 증가시키고, 심장질환의 위험요소를 감소시키는 것과 관련이 있습니다.

영양과 휴식

Q3. 수면의 중요성

수면은 휴식에서 가장 중요한 요소입니다. 과거에는 많이 자는 것이 게으름의 상징처럼 여겨질 때도 있었지만 지금은 인식이 많이 바뀌었습니다. 정해진 시간에 하루에 7-8시간 정도 수면을 해야 하며 숙면을 하면 감정 기복 개선, 활력 증진, 면역력 강화, 체중 조절, 두뇌 건강에 도움을 줍니다.

영양과 휴식

Q4. 효율적인 휴식은?

운동은 콘셉에 따라 강화, 회복 운동으로 분류할 수 있습니다. 근력운동은 강화 운동, 그리고 유산소 운동과 스트레칭을 회복 운동으로 나누어 실시하면 좋습니다. 근력운동을 하면 몸에 에너지 대사과정의 부산물도 쌓이고 근육에 상처도 생기게 됩니다. 가만히 있어도 회복할 수 있지만 가벼운 유산소 운동과 마사지, 그리고 스트레칭을 회복을 촉진합니다. 이를 능동적 휴식이라 부릅니다.

▶ 핏블리 FITVELY ✕ 다이어트 생리학 가이드

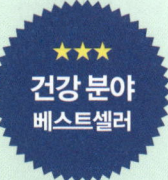
건강 분야
베스트셀러

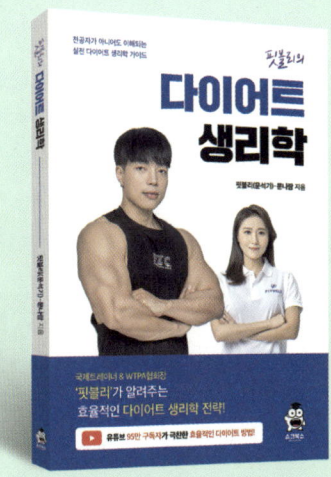

핏블리의
다이어트 생리학

핏블리(문석기)·문나람 지음 | 쇼크북스

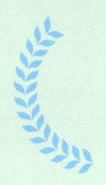
저도 트레이너지만 핏블리 도움을 많이 받고 있어요! – Clair**
헬린이인 제가 이해할 만큼 설명이 쉽고 정확해요. – Nao**
생리학적으로 운동법을 설명해주니 믿고 따라하게 돼요 – 하얀쵸코**
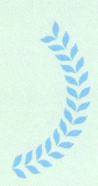

운동은 열심히 하는 것이 아니라
효율적으로 하는 것이다!

"왜 살이 안빠지냐구요? 운동을 너무 열심히 했기 때문이죠!" 수많은 사람들이 몸을 만들기 위해, 다이어트를 하기 위해 운동'만' 열심히 한다. 그가 강조하는건 "운동만 열심히 하면 몸이 고생한다" 근육증가든 다이어트든 인체에서 일어나는 생리학 기전을 이해하고 운동하는게 중요하다고 그는 강조한다. 사람마다 유전적으로 영양흡수율도 다르고 에너지 대사 효율도 다르고 심지어 똑같은 음식을 먹어도 흡수율이 다르다. 이렇게 사람마다 특이성이 있는데 누군가의 다이어트 방식을 일방적으로 따라하면 실패할 수 밖에 없다. 조금의 생리학 지식으로 내 몸을 이해하고 나에게 맞는 운동프로그램을 직접 설계한다면 누구나 효율적인 다이어트가 가능할거라고 저자는 말한다. 이 책은 일반인 부터 전문가까지 꼭 알아야 할 다이어트 생리학 지식을 담은 실전 이론서 이다.

전국 오프라인 서점 및 인터넷 서점에서 구입 가능합니다.

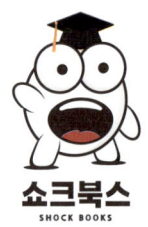

핏블리 헬스 스트렝스 전략집
ⓒ 2022. 핏블리 김성용 all rights resrved.

펴낸날	초판 1쇄 2022년 4월 26일
	초판 2쇄 2022년 5월 12일
	초판 3쇄 2023년 2월 6일
지은이	핏블리(문석기)
	김성용
발행인	핏블리
디자인	김소정
펴낸곳	쇼크북스
이메일	moon@fitvely.com
ISBN	979-11-977430-3-0 (13510)

이 책은 저작권법에 따라 보호를 받는 저작물이므로 무단 전재와 무단 복제를 금지하며,
이 책 내용의 전부 또는 일부를 재사용하려면 반드시 **(주)핏블리**의 서면 동의를 받아야 합니다.

쇼크북스는 독자 여러분의 책에 대한 아이디어와 원고 투고를 기다리고 있습니다.
책 출간을 원하시는 분은 이메일 moon@fitvely.com으로 제안해 주세요.

쇼크북스는 위기를 기회로 만드는 **(주)핏블리**의 출판 브랜드 입니다.